Te 100
46

DE

L'AMPUTATION DU PÉNIS

DU MÊME AUTEUR.

Contribution à l'étude du péritoine, ses nerfs et leurs terminaisons, par Louis Jullien, avec une planche gravée par Lakerbauer. — Paris, Adrien Delahaye, 1872.

Recherches sur la terminaison des nerfs dans les muqueuses des sinus frontaux et maxillaires, par le professeur Inzani, de Parme. — Traduction de l'italien par Louis Jullien. – Paris, Adrien Delahaye, 1872.

Leçons de clinique médicale faites à l'hôpital San Spirito par le professeur Guido Bonelli, de Rome, traduites de l'Italien par Louis Jullien (1er fascicule : la perniciosité ; 2me fascicule : De l'empyème vrai, de la fièvre subcontinue). Paris, Adrien Delahaye, **1872.**

Note sur un cas de maladie bleue (*Lyon médical* 1871).

Note sur 2 cas d'exostose et d'hyperostose crânienne (*Lyon médical* 1871).

Note sur 3 cas de luxation isolée du radius (*Lyon médical*, 1873).

Note sur un nouveau procédé de coloration des éléments histologiques (*Lyon médical*, 1872).

Parent, imprimeur de la Faculté de Médecine, rue Mr le Prince, 31.

DE

L'AMPUTATION DU PÉNIS

PAR

BIBLIOTHÈQUE NATIONALE
R.F.
IMPRIMÉS

Louis JULLIEN,

Docteur en médecine de la Faculté de Paris,
Ex-interne des hôpitaux de Lyon,
Deux fois lauréat de l'École de médecine,
Ex-chirurgien de la 2e légion du Rhône,
Membre adjoint de la Société des sciences médicales.

ns

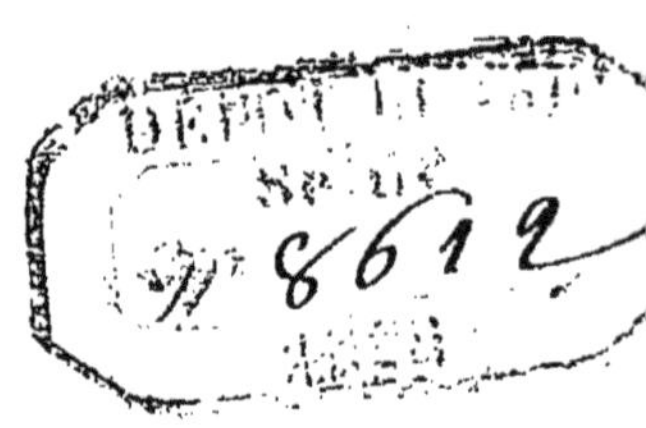

PARIS

ADRIEN DELAHAYE, LIBRAIRE-ÉDITEUR

PLACE DE L'ÉCOLE-DE-MÉDECINE

1873

INTRODUCTION.

L'amputation de la verge n'est plus aujourd'hui une opération redoutable indiquée seulement en quelques rares circonstances. Les craintes et les préventions des anciens chirurgiens sont tombées et l'on peut dire qu'elle est très-généralement adoptée. Toutefois, la même unanimité ne paraît pas régner relativement aux moyens de la pratiquer ; la plupart des livres classiques sont fort laconiques à cet endroit. Et pourtant cet acte chirurgical peut par lui-même, ou par ses complications, présenter nombre de questions spéciales, de problèmes particuliers qu'il importerait de voir résolus.

C'est ce que nous avons essayé de faire dans ce travail, où nous avons surtout l'intention de décrire et d'apprécier le manuel de cette opération ; les procédés recommandés par les auteurs varient à l'infini. Il n'est aucun temps, aucun détail qui n'ait donné lieu à vingt interprétations ou préceptes contradictoires formulés par des maîtres également autorisés. La discussion qui eut lieu en 1864, à la Société de chirurgie, n'a fait, on peut le dire, que préciser ces désaccords.

Cependant, tandis que nous étions frappé de ces

divergences, nous ne l'étions pas moins de la simplicité de la pratique lyonnaise et de l'excellence de ses résultats. L'observation d'un assez bon nombre de malades opérés tant dans les services qui nous étaient confiés, que dans ceux de nos collègues, nous permit en outre d'étudier cliniquement, et non sans quelques détails, les côtés les plus particulièrement obscurs de cette question. C'est le résultat de ces recherches que nous présentons ; si sur quelques points il s'écarte notablement des opinions les plus généralement adoptées, on voudra bien remarquer que nous avons toujours eu soin de nous appuyer sur des faits prêtant peu de prise à l'équivoque. Nous avons cru devoir présenter quelques-uns de ces faits. Il nous eût été facile de les multiplier presque à l'infini ; nous nous sommes borné à reproduire ceux que l'on peut considérer comme types.

Que nos maîtres MM. Desgranges, professeur de clinique chirurgicale de Lyon, Dron, chirurgien en chef de l'Antiquaille, notre ami Daniel Mollière, chirurgien en chef désigné de l'Hôtel-Dieu, reçoivent nos remercîments pour les documents qu'ils ont bien voulu nous transmettre !

DE

L'AMPUTATION DU PÉNIS

CHAPITRE PREMIER.

HISTORIQUE.

L'amputation de la verge était-elle connue des anciens? Certains passages de Galien tendent à prouver qu'elle l'était. Sans nous arrêter à les discuter nous passerons immédiatement à des textes plus précis et d'un temps plus rapproché de nous.

C'est le VIIe siècle qui nous fournit les premiers documents sur l'amputation de la verge; encore ne laissent-ils pas de présenter certaine obscurité, et de concerner une opération qui ne correspond qu'imparfaitement à celle qui nous occupe. Paul d'Egine propose chez les hypospades la séparation de toute la partie de la verge qui est en avant du méat. Le moyen peut paraître un peu radical, mais les auteurs anciens n'en connaissaient pas d'autres pour rendre les hypospades aptes à la fécondation. « En avons-nous un plus doux et qui remplisse le même objet? » dit Peyrilhe? Quoi qu'il en soit, voici le passage de Paul d'Egine : « Simplicissimus igitur et periculi « maximè exors chirurgiæ modus fit per resectio-

(1) Histoire de la chirurgie, depuis son origine jusqu'à nos jours, par Peyrilhe. Paris, Imp. royale, 1780, t. II, liv. v, p. 287.

« nem. Oportet itaque affectum reclinare supinum, « deinde glandem per sinistræ manus digitos for- « titer extendere, postea glandem scapelli acie circà « coronam amputare, non obliquâ factâ resectione, « sed quæ similis fit sculpturæ circum circa factæ « ita ut in medio eminentia quædam appareat glandi « similis. »

Plus tard, au XVIe siècle, Ambroise Paré, Fabrice d'Aquapendente, qui connurent évidemment et pratiquèrent probablement cette opération, en parlent mais sans grand détail, et se bornent à proposer des canules pour les opérés. Aussi est-ce généralement à Ruysch que l'on attribue les premiers travaux importants sur l'amputation de la verge. Les recherches que nous avons faites sur ce point assez délicat d'historique, nous ont conduit à un résultat différent.

Dans les premières années du XVIIe siècle, peut-être dans les dernières du XVIe, Guillaume Fabrice de Hilden eut l'occasion de pratiquer cette opération, et de formuler à son égard les plus sages conseils.

L'édition posthume (Fabrice est mort en 1634) de ses observations chirurgiques, publiée en 1669 à Genève, chez Pierre Chouet, contient, outre la relation de ce fait, une planche représentant l'énorme fungus chancreux, dont il débarrassa Pierre Perrod, maréchal au village de Cresciac, près Lausanne. Après de très-circonstanciés détails sur la tumeur et l'état général du malade, le savant chirurgien de Berne décrit en ces quelques lignes l'opération : « Le corps ayant été bien nettoyé, et lui ayant « fait décharger la vessie, ie le mis sur un siège, et « en présence de plusieurs ie luy coupay le membre « viril rès l'abdomen, puis i y mis de ma poudre à « arrêter le sang sur des étoupes trempées en un « blanc d'œuf. ..... Ce qu'êtant fait, ie mis des « hommes auprès qui tour à tour tenoyent fermes « les étoupes où était la poudre avec la main mouillée « en oxycrat pour empécher le sang de sortir. » (page 451, Observat. XCV). L'observation suivante (XCVI) est intitulée : « Qu'il y a du danger en la « section du membre viril » et relate deux faits de section accidentelle de cet organe.

Le second document par ordre chronologique, que nous ayons rencontré, est antérieur à 1634, c'est-à-dire à la mort de Fabrice de Hilden, peut-être même fut-il antérieur au précédent, ce que l'absence de date nous empêche de préciser. Il contient le récit d'une amputation pratiquée par un chirurgien de Florence, au moyen de l'instrument tranchant. Voici en quels termes Scultet la rapporte : « J'ay « connu un petit vieillard auquel le sieur Balthazar, « chirurgien ordinaire de l'hospital de Saint-Fran« çois à Padoue, amputa la verge pourrie par la « grosse vérole, et cicatrisa l'ulcère par l'application « des remèdes convenables. » (Jean Scultet, Arcenal de chirurgie ; Lyon, 1672, p. 329.) Scultet raconte, dans le même ouvrage, et sous le titre « Observation LX », une opération qu'il pratiqua lui-même, et qui nous paraît tenir le troisième rang dans l'ordre chronologique : « L'an 1635, au mois de juillet, je « retranchay la verge sphacélée, à un certain ci« toyen d'Ulmes, tout proche de la partie saine, avec « un scalpel. Pour arrêter plutost le sang je bouchay « les veines et les artères avec les ferrements ardents, « et j'en consumay le reste de la pourriture jusques « à ce que le patient ressentit la force du fer. Après « avoir fait l'opération, je mis dans le canal de l'u« rèthre une canule. J'appliquay sur la partie cauté« risée l'onguent ægyptiac de Mesme sur des plumas« seaux, pour procurer la chute de l'escharre, après « quoi l'ulcère fut cicatrisé par le cérat divin, et le « malade fut entièrement guéri. »

Si nous parcourons les vieux ouvrages, nous trouvons ensuite, dans un livre actuellement fort rare, et publié en 1670 par Deboze, chirurgien, probablement lyonnais (Recueil de 1026, observations chirurgiques, chez Pierre Chouet, à Genève, 1670), deux observations de Bartholin, dont l'une, rapportée sur le récit de Georges Seger, est datée de 1659. Nous croyons intéressant de les reproduire *in extenso* : « Le 10 octobre de l'an 1659, Schwartz, opérateur « et oculiste célèbre à Bâle, coupa heureusement « jusqu'à la racine le membre viril gangréné et « corrompu, en présence du Docteur Plater, à un « trompette âgé d'environ 70 ans. Étant arrivé une « grande hémorrhagie après l'amputation, qui em« pêcha de faire la suture, il arrêta le sang en ver-

« sant dans les vaisseaux une goutte ou deux d'huile « glaciale d'antimoine, et remit ce malade en peu « de temps. La curation étant achevée, ce bon vieil« lard retourna à son métier, faisant rire le monde; « mais ce bonheur ne fut pas de durée, car il y a un « mois ou davantage qu'il se forma une tumeur « chancreuse en l'aine droite, laquelle, en peu de « temps vint à une telle grosseur, qu'à présent elle « surpasse non-seulement les deux poings, mais « aussi, s'étant ouverte, elle rend de la matière ex« trêmement puante, ne restant autre chose à pré« sent à espérer que la mort. » (P. 470.)

La seconde est ainsi conçue : « J'en ai connu un « en ma patrie, lequel s'étant chargé en sa jeunesse « de la marchandise des Indes, étant venu en âge « en a porté la pénitence aux parties qui étaient les « premières allées à l'emplette. Celui-ci étant âgé « de 60 ans, fut attaqué de gangrène au membre « viril, le progrès de laquelle n'ayant pu être arrêté « par aucun expédient, le chirurgien du roi le coupa « entièrement près l'abdomen, et arresta heureuse« ment le sang, sans se servir du feu; mais quoi« que cette partie eût été coupée, la malignité ne « laissa pas de passer plus avant, et de se saisir des « aines, donnant la mort à ce misérable. »

Nous avons tenu à transcrire *in extenso* les pièces peu connues que nous apportons. Elles suffisent, croyons-nous, à établir d'une façon absolument irréfutable que, bien avant Ruysch, on avait pratiqué

des amputations du pénis; en second lieu, que ces amputations avaient été pratiquées au bistouri, point fort important et bien fait pour rendre plus inexplicable encore la timidité de l'illustre professeur d'Amsterdam. Ce fut Ruysch, en effet, qui mit le premier en pratique le procédé long et cruel de la ligature. La relation de l'opération qu'il pratiqua ne parut qu'en 1691, dans son célèbre ouvrage intitulé : « *Observationum anatomico chirurgicarum centuria.* Amsterdam, 1691, in-4° avec figures. » Elle resta longtemps classique, si je puis le dire, et, plus tard, en 1721, quand Manget fit paraître son immortelle Bibliothèque, l'observation de Ruysch fut le seul document qu'il reproduisit à propos de l'amputation de la verge. Peut-être nous saura-t-on gré de rapporter à cette place ce trop fameux exemple clinique :
« Rusticus quidam suburbanus a duobus annis
« incidit in scirrhum extimam partem penis obsi-
« dentem, tandemque in carcinoma exulceratum
« degenerantem, inque tantam molam auctum ut
« pugni magnitudinem adæquaret, Joachimus Schra-
« derus chirurgus satis versatus qui huic curæ præe-
« rat in consilium vocavit expertissimum Dom. Doc-
« torem Hiddingh, me, et Andream Boekelmannum,
« cum ejusdem filio Cornelio. Unanimiter extirpatio-
« nem commendavimus, quemadmodum etiam sub-
« sequente die instituta est, et tanto (gratia Deo ter
« O. M.) cum successu, ut jàm, quantumvis penè
« privatus domum redierit, et incolumis vivat. Est

« autem operatio illa hoc modo peracta. Cathetere per « urethram in vesicæ cavitatem immisso circumli- « gavimus penem pone malum supradictum funiculo « tenuiori quidem, sed tenacissimo, idque fortiter. « Dolores ægrotus tam viriliter pertulit (paucos enim « audivimus ejulatus), ut omnibus admirationi fuerit. « Injectâ hac ligaturâ, ita munivimus catheterem filo « ut e canali urethræ sese subducere haud potuerit. « Sequenti die novam ingerimus ligaturam, ut eo ci- « tius emoveretur pars affecta. Interim totum invol- « vimus penem vesicæ madefactæ, ad fœdorem ar- « cendum et lotium recipiendum. Quinto, ni fallor, « die, cultello membrum emortuum fuit ablatum, sine « ullâ hemorrhagiâ. Relinquebamus interim adhuc « per diem unum atque alterum catheterem in vesica, « donec separatâ suâ sponte ligaturâ, patiens eâ non « amplius indigeret. Restitutus jam per instrumentum « ex ebore confectum lotium reddit : in totum enim « pars penis relicta in abdomen retracta est, ita ut « illud instrumentum ventri adaptari debeat, lotium « emissurus, ne vestimenta madefiant. » (Clariss. Dom. Frederic. Ruysch, in observationum Anatomico-chirurgico centuriâ.)

La grande publicité accordée à ce procédé, les considérations dont l'auteur avait su l'accompagner le firent accepter presque unanimement par les plus illustres représentants de la chirurgie.

Dès 1718, Heister l'employait, et plus tard dans

ses célèbres *Institutiones chirurgicæ*, qui parurent à Amsterdam en 1750, il publia une véritable profession de foi en faveur de la ligature : « Je n'ignore « pas, écrit-il, que plusieurs chirurgiens emportent, « sur-le-champ, la partie corrompue de la verge « avec l'instrument tranchant, qu'ils arrêtent l'hé« morrhagie avec le cautère actuel ou les astrin« gents, et qu'ils parviennent quelquefois à consolider « assez heureusement la plaie qu'ils ont faite, mais, « comme cette méthode réussit rarement, et qu'elle « a pour l'ordinaire des suites extrêmement fâcheu« ses, je ne saurais m'empêcher de préférer la liga« ture au fer. » (Heister, *Institutions de chirurgie*, traduit du latin, par Paul.—Avignon, 1770. T. III, p. 475.)

En 1743, deux chirurgiens de Florence, Pasquali et Philippe del Riccio pratiquent la ligature sur un jeune homme de 19 ans « dans un cas où la nécessité de l'amputation n'était pas trop prouvée », dit Louis (1). Louis aurait eu le droit de se montrer plus sévère à l'égard des chirurgiens de l'hôpital Sainte-Marie-Neuve. Voici brièvement les lésions relatées dans l'observation : « Paraphimosis entouré « d'ulcères chancreuses, accompagnées de duretés « qui occupaient tout le gland et une partie du « pénis, avec des douleurs dans les extrémités du « corps. »

(1) Dictionnaire de chirurgie de Louis, t. II, p. 480. Paris, 1789.

Il nous paraît assez clairement ressortir de ces lignes, que l'opéré de Florence était atteint tout au plus d'un accident syphilitique, compliqué de phagédénisme. Quoi qu'il en soit, la verge lui fut liée et il sortait au vingt-troisième jour assez bien guéri. Pallucci, qui relate ce fait, lui consacre quelques fort belles planches en taille-douce, figurant les différents temps de l'opération, ainsi que son résultat définitif (1).

Ce fut aussi vers la même époque que Bertrandi, le célèbre professeur de chirurgie de Turin, se déclara, tant par sa pratique que dans ses écrits, formellement partisan de l'opération de Ruysch, comme on peut s'en convaincre en parcourant ses œuvres posthumes (2).

Vers la fin du XVIIIe siècle, la ligature commença à perdre du terrain. Les premières années de notre siècle, la virent généralement abandonner. Les derniers faits que j'aie pu découvrir après maintes recherches, portent la date de 1828. Ils appartiennent à MM. Graefe et Binet (*Revue médicale* de 1828).

C'est à Ledran que revient l'honneur d'avoir réhabilité l'emploi de l'instrument tranchant dans l'amputation de la verge, en 1730. A cette époque, du

(1) Nouvelles remarques sur la lithotomie, suivies de plusieurs observations sur la séparation du pénis et l'amputation des mamelles. Paris, 1750, 12 c. f.

(2) Opere publicate e accresciute di note e di supplementi dai chirurghi, G. A. Penchienati et G. Brugnone Praff. Torino, 1786.

reste, une réaction dont peut-être il fut l'instigateur, commençait à s'établir; mais que de timidité encore dans les essais! Cette opération n'apparaissait que comme hérissée de difficultés de toutes sortes, auxquelles la ligature paraît, brutalement sans doute, mais en somme avec une efficacité évidente. C'étaient l'hémorrhagie, la perte du canal, la rétraction des tissus caverneux et mille dangers plus chimériques encore, dont les anciens auteurs avaient laissé les descriptions les moins rassurantes. Aussi, voyons-nous les réformateurs s'entourer de précautions de toutes sortes : Warner, dans la crainte d'une hémorrhagie, applique un tourniquet sur la racine de la verge (1) (obs. 27, p. 137), Pallucci propose de faire sur les branches du pubis la compression des artères (2).

Quoiqu'il n'ait pas eu l'occasion de pratiquer l'opération par l'instrument tranchant, éclairé par un fait de section accidentelle qu'il relate avec son soin ordinaire, Pallucci s'élève avec beaucoup de force contre la ligature; son plaidoyer, en faveur de l'amputation, restera comme une des premières et une des plus chaleureuses protestations, et nous ne saurions mieux faire que reproduire ici ces paroles du compatriote des Bertrandi et des Nannoni :

(1) Observations de chirurgie traduites de l'anglais, de M. Warner, chirurgien de l'hôpital de Guy. A Paris, chez Ganeau, 1757.
(2) Vid. Loc. cit.

« Avantages de l'amputation : aussitôt qu'on l'a faite, « elle empêche l'augmentation du mal, la douleur « qu'elle cause est passagère et l'inflammation n'est « pas si considérable, comme celle qui arrive par « la compression de la ligature. D'ailleurs, l'écou- « lement des humeurs qui suit l'amputation peut « faciliter la sortie des particules attaquées s'il y en « a au-dessus de l'endroit où on a coupé. La liga- « ture n'a pas cet avantage, au contraire, il faut « qu'elle soit extrêmement serrée pour affaisser tous « les vaisseaux qu'elle embrasse, car, s'il y en a « quelques-uns qui ne soient pas assez comprimés, « cela peut suffire pour infester tout le corps, en « admettant à la circulation de la matière qui vient « de se corrompre, et où le venin, quand c'est lui « qui a produit la maladie, est concentré ! »

Cependant deux remarquables travaux paraissaient presque en même temps vers la fin du XVIIIe siècle, l'un en France, de Boyer (1), l'autre en Angleterre, de Hey (2). Ces deux auteurs ont, on peut le dire, en dissipant les craintes de leurs contemporains, et en montrant cette opération telle qu'elle est, donné le coup fatal au vieux procédé. Le mémoire de Hey, travail vraiment magistral, contient 12 observations savamment commentées par le célèbre chirurgien de Guy's hospital. Boyer, de son côté, étudie suc-

(1) Journal de Fourcroy, année 1791.

(2) Practical observations in Surgery illustrated by Cases. Third edition. London, 1814, cap. 14, p. 461.

R.F.

cessivement tous les temps de l'opération et pose relativement à chacun d'eux, des règles que le temps et l'expérience n'ont pu modifier que bien superficiellement.

Définitivement adoptée dès le commencement de notre siècle, l'amputation par le bistouri reçut depuis nombre de modifications, sur lesquelles je n'ai point à insister à cette place. Qu'il me suffise de rappeler les noms de MM. Chicoineau et Soulier, auteurs de l'article *Verge* du dictionnaire en 60, Blandin, Barthelemy, Gimelle, Béclard, Moulinier (de Bordeaux), Richet et Malgaigne, et enfin ceux du glorieux fondateur de l'École du Midi, de son élève Melchior Robert et de l'illustre professeur de Bologne Rizzoli.

Deux noms se rattachent encore à l'amputation de la verge; à chacun de ces noms une méthode nouvelle. J'ai nommé Bonnet et Chassaignac.

La méthode proposée par Bonnet est l'amputation par le fer rouge. Assurément il serait facile de trouver dans les auteurs quelques plaidoyers épars en faveur de cette pratique. Quoiqu'il ne l'ait pas employée, Bartholin nous paraît l'avoir assez clairement indiquée. Parlant des récidives ou de la propagation de la gangrène à la suite des amputations : « Il le faut imputer, dit-il, à la grande malignité « de la vérole, ou peut-être à ce qu'on appréhende « ici par trop l'efficace du cautère actuel, lequel « est pourtant le plus asseuré remède en semblable « cas. Or, quoique G. Fabri de Hilden estime que

« le fer actuel soit dangereux en cette rencontre, « tant parce qu'il bouche le conduit de l'urine que « parce qu'il fait venir inflammation en la vessie « et parties voisines, néanmoins on peut remédier « aisément au premier inconvénient par le moyen « de l'instrument ou de la seringue de Paré. Quant « à l'autre, on le préviendra par des injections de « choses rafraîchissantes faites avec le cathéter et « les défensifs appliqués en dehors. Mais l'horreur « du fer est tellement imprimée dans le cœur de « notre monde, qu'on aime mieux mourir que de « se laisser brûler en cette matière comme on « parle » (1). Bartholin n'avait-il en vue que la cautérisation de la plaie après l'amputation, à la manière de Scultet? Il serait difficile de le préciser. Quoi qu'il en soit, et malgré les autres indications que l'on peut retrouver dans Tulpius (2), Jacques Pérussin (3), et Marc Aurèle Séverin (4), nul ne songera, croyons-nous, à contester à Bonnet la priorité de cette méthode. C'est en 1849 que les résultats obtenus par le professeur lyonnais furent mis au jour par M. Paul Hervier, un de ses internes, qui publia un mémoire très-substantiel dans la *Gazette des hôpitaux* (5). Le même chirurgien avait dans un

(1) Recueil de 1026 observations chirurgicales, par Deboze, chez Pierre Chouet, à Genève, 1670.

(2) Observ. med., lib. IV, cap. XXXIII.

(3) Vid. obs. Schenckii, lib. IV.

(4) Médecine efficace, ch. XC, p. 285.

(5) Gaz. des hôp., 1849.

premier essai tenté l'emploi des caustiques potentiels, auxquels plusieurs raisons le firent renoncer. La pratique de Bonnet ne tarda pas à être adoptée par les chirurgiens lyonnais. En 1856, Philippeaux, dans son Traité pratique de la cautérisation (1), lui consacra un article assez important. Enfin, plusieurs fois cette question a été discutée à Lyon, au sein de la Société des sciences médicales.

Une variété de l'amputation par le fer rouge a été, en 1869, préconisée par M. Sédillot, qui s'est servi du galvano-cautère. Son exemple a été suivi par M. Ollier, à Lyon, enfin par bon nombre de chirurgiens anglais, allemands. L'un d'eux, M. Zielewicz, a publié récemment, dans les Archives de Langenbeck, un travail très-complet comprenant l'analyse de 50 amputations par le caustique de Middeldorf.

Vient enfin la méthode de M. Chassaignac. Il était facile de prévoir que l'illustre chirurgien appliquerait l'instrument qui porte son nom à l'amputation de la verge. Les bons effets de l'écraseur dans cette opération ont en effet été vantés par M. Chassaignac, soit dans son Traité de l'écrasement linéaire, soit dans son Traité de médecine opératoire, enfin dans divers journaux de médecine, et à la tribune de l'Académie de chirurgie. Quoique nous n'ayons pas l'intention de discuter ici cette méthode, nous

(1) Traité pratique de la cautérisation par R. Philipeaux. Ouvrage couronné par la Société des sc. méd. de Bruxelles. Paris, J.-B. Baillière, 1856, p. 478.

ferons remarquer quelles grandes analogies elle présente avec l'opération ancienne de la ligature.

Notre historique serait incomplet si nous ne signalions les excellents articles que consacrent à cette opération la plupart des auteurs classiques, parmi lesquels nous citerons spécialement Fergusson, Nélaton, Vidal, Esmarch, puis une fort intéressante discussion qui eut lieu à la Société de chirurgie de Paris, en 1864.

CHAPITRE II.

PROCÉDÉS OPÉRATOIRES. — DIVISION.

Comme on a pu le voir par l'historique, les diverses méthodes auxquelles on a eu recours jusqu'à présent sont :

1° La ligature;

2° La section par l'instrument tranchant;

3° La section par l'écraseur linéaire de Chassaignac;

4° La section par les caustiques tant actuels que potentiels.

Nous allons exposer et examiner successivement chacune d'elles.

1° *Ligature.*

Après avoir placé une sonde dans le canal de l'urèthre, le pénis est circulairement étreint au delà des limites du mal au moyen d'un cordonnet de soie qu'on laisse en place, jusqu'à mortification complète de la partie antérieure. Ce résultat s'obtenait en moyenne vers le neuvième jour, en laissant habituellement une plaie granuleuse, de bonne apparence, dont la cicatrisation se faisait rapidement. Il était rare qu'elle exigeât plus de vingt-cinq jours.

Tel est le procédé dans toute sa simplicité. Assurément, il prémunit d'une façon complète contre l'hémorrhagie, et l'on ne saurait s'empêcher de considérer l'introduction de la méthode ruyschienne comme un progrès considérable, s'il était vrai, comme on le croit généralement, que la crainte de l'hémorrhagie eût lié les mains des prédécesseurs de Ruysch. Nous avons vu qu'il n'en est rien, et qu'ainsi, loin de constituer un progrès, la ligature ne pouvait être qu'une innovation rétrograde. Il suffit du reste de réfléchir un instant à ses inconvénients pour apprécier très-sévèrement cette manière de faire. Intensité de la douleur; durée considérable du temps nécessaire à l'élimination, pendant lequel le malade reste exposé à tous les dangers d'une putridité croissante!

Il est vrai qu'elle fut l'objet de bon nombre de modifications et de perfectionnements. Pour remédier à la douleur, Sabatier proposa d'inciser circulairement la couche cutanée, soit au bistouri, soit à l'aide d'un fil de soie ou de laine imprégné d'acide nitrique. Ce chirurgien du reste est loin d'être partisan de la ligature, et n'a jamais mis à exécution ce procédé qui, comme le dit fort bien M. Chassaignac, « n'est plus alors qu'une opération « mixte, et ne peut invoquer en sa faveur l'autorité « de faits acquis et bien observés. »

La durée était abrégée par le soin qu'avait Ruysch de jeter dès le second jour une dernière ligature plus serrée que la première, on pourrait même encore recommencer les jours suivants jusqu'au moment de l'élimination.

Enfin, frappé des dangers de la putridité, les opérateurs avaient soin d'entourer le membre viril d'une vessie destinée à recueillir et les émanations de la plaie et les excrétions du malade.

Mais il est une fâcheuse condition à laquelle aucune précaution ne saurait parer. N'oublions pas que la ligature nécessite l'introduction d'une sonde dans la vessie, et son séjour à cette place pendant cinq, six, même neuf jours, le temps nécessaire en un mot à l'élimination. Nous verrons plus loin que ce peut être la cause d'une infinité de complications, cystite, ulcération du canal et même infection purulente. Or la plupart des chirurgiens aujourd'hui ont abandonné la pratique de la sonde à demeure, après en avoir reconnu les dangers.

Nous ne nous étendrons pas davantage sur cette méthode, dont on s'étonne à bon droit de voir remonter l'origine à une époque où le fer rouge était encore en grand honneur. Il serait sans intérêt pratique de la discuter plus au long; elle n'existe plus aujourd'hui que comme souvenir historique, et l'on peut dire de nos jours, comme le disait déjà Boyer, que « cette manière d'extirper la verge est entière- « ment tombée en désuétude. »

2° *Section par l'instrument tranchant.*

Dans sa forme la plus simple, cette opération consiste à sectionner d'un seul coup la verge dans toute son épaisseur ; puis, après avoir jeté quelques ligatures, à laisser la plaie se fermer par un travail plus ou moins long de cicatrisation. Mais sur cette donnée très-simple, que de modifications, que de procédés et de sous-procédés ont été successivement adaptés !

Avant d'aborder l'exposé particulier de ces différentes manières de faire, il est une question qu'il importe de résoudre au préalable : je veux parler des niveaux relatifs auxquels on doit attaquer la couche cutanée et les tissus profonds.

Depuis le jour où Ledran et Boyer ont formulé les règles de l'amputation du pénis, cette question a vivement préoccupé le praticien.

La section de la peau doit-elle être pratiquée au-dessus ou au-dessous de celle des corps caverneux ? ou bien sur un même plan ? Chacune de ces manières de faire a eu ses partisans.

Boyer conseille d'inciser préalablement la peau un peu en avant du point où les corps caverneux doivent être tranchés, afin que la section des tissus profonds et superficiels se trouve sur un même plan, après la rétraction des téguments pendant le travail de cicatrisation. Exagérant cette donnée, d'autres auteurs, dans le but d'obtenir, grâce à une réunion plus étendue, une plus grande rapidité dans la cicatrisation, veulent qu'une véritable manchette soit réservée, semblable à celle que l'on conserve dans l'amputation des membres. C'est aussi, disent-ils, pour donner aux érections futures toute la latitude possible et prévenir ainsi les déchirures.

Les résultats obtenus dans les cas où ces préceptes ont été appliqués, furent déplorables. Comme résultat immédiat, on voyait, comme Sabatier le raconte avec effroi, la peau se replier sur elle-même, boucher l'ouverture de l'urèthre, et même devenir un obstacle insurmontable à la sortie des urines. A la vérité, nous nous expliquons mal la gravité de cette complication, estimant qu'il est difficile de supposer qu'elle arrive à un tel degré. Mais comment rester incrédule en présence des faits très-circonstanciés décrits par les auteurs. Ledran a vu cet inconvénient arriver, il fallut appuyer le doigt sur le lieu malade à plusieurs reprises pour sentir le point où les urines faisaient effort pour sortir. « On y porta « la pointe d'une lancette, et l'ouverture qui avait « été faite avec cet instrument dut être entretenue « au moyen d'une canule » (1).

Comme résultat ultérieur : la persistance d'un

(1) Traité de médecine opératoire par Sabatier.

bourrelet de peau considérable, sa proéminence tout autour du méat, l'obstacle presque absolu opposé à l'émission en jet, à moins d'une action mécanique exercée sur ces téguments, et, partant, l'écoulement du liquide se faisant lentement et en bavant sur les replis de la peau ; tels étaient les tristes effets de ce fâcheux procédé.

Aussi l'excès contraire fut-il en honneur. « On « saisit la verge par son extrémité antérieure après « l'avoir entourée d'un linge, dit Ledran ; on la tire « à soi en ayant soin d'entraîner beaucoup de peau. » La peau étant ainsi attirée vers le gland, une fois la section achevée, une bonne partie de l'extrémité inférieure de l'organe restait dépouillée. De là une grande lenteur dans le travail de la cicatrisation, et plus tard une gêne réelle durant les érections.

En 1838, dans la 1re édition de son Traité d'Anatomie chirurgicale, Malgaigne déclare, après Blandin toutefois, qu'il convient de laisser aux téguments leur longueur naturelle, et que le mieux est, pour arriver à ce résultat, de tendre également la peau, et du côté du gland et du côté du pubis.

Nous insistons sur la date du livre de Malgaigne ; car c'est généralement en France, à Ricord, et en Italie à Rizzoli, que l'on attribue ce précepte. Nous croyons que son véritable auteur, après Blandin, est Malgaigne. Ce ne fut en effet qu'en 1854 que Ricord le formula, et le mémoire de Rizzoli ne parut qu'en 1846.

Une grande confusion du reste paraît avoir régné

dans l'esprit des chirurgiens qui se déclaraient partisans de telle ou telle manière de faire. Demandaient-ils un excédant de peau, c'était pour prévenir les effets de la rétraction des téguments ; telle était l'opinion de Boyer. Ceux au contraire qui opinaient que le fourreau devait avoir une longueur moindre que les tissus sous-jacents, s'appuyaient sur la rétraction bien plus considérable des tissus érectiles. Il serait certes temps que l'on s'entendît. Quel est le tissu qui se rétracte? Est-ce la peau? Sont-ce les corps caverneux? Fergusson (1) tient pour considérable le retrait des corps caverneux, ce qui ne l'empêche pas de partager, pour ce qui regarde le lieu de la section, l'avis de Rizzoli. « There is no occasion « to preserve the skin by drawing it upwards before « the incision is made : even when it is drawn « towards the diseased parts as is sometimes done, « there is always a sufficiency to cover the cut sur- « face, for the corpus cavernosum retracts greatly « as soon as it is divided. » Tout autre est l'opinion de Malgaigne (2), qui estime que les deux tissus se rétractent également. « Le principe de Boyer est, « dit-il, fondé sur une appréciation inexacte des faits « anatomiques. Le corps caverneux, dans l'état nor- « mal de la verge, est tout aussi rétracté qu'il le sera « après l'amputation; la rétraction ne rencontre pas « plus d'obstacle dans un cas que dans l'autre, et la

(1) Fergusson. Practical surgery.
(2) Malgaigne. Traité de médecine opératoire.

« peau est absolument dans le même cas. Le corps « caverneux n'est fixé que d'un côté, et s'il paraît se « rétracter si fort après l'amputation, c'est qu'on l'a « tiraillé outre mesure. Enfin, la peau de la verge « est exactement proportionnée à sa longueur et à « ses besoins, et quand on laisse moitié de la verge, « il est juste et rationnel de laisser moitié de la peau « pour la recouvrir. Je remplace donc le précepte de « Boyer par le suivant : Couper la peau au même ni- « veau que les corps caverneux. » M. Pétrequin, dans son *Anatomie chirurgicale*, se déclare partisan de cette manière de faire, que nous croyons parfaitement justifiée. C'est du reste un point sur lequel tous les chirurgiens lyonnais nous ont paru d'accord, et nous n'en saurions citer de plus saisissante confirmation que le moyen employé par le professeur Desgranges, pour rendre plus rigoureuse l'application du précepte de Rizzoli. Le professeur a toujours soin, après avoir fait tendre également la peau en avant et en arrière, de placer, en arrière du point où il entend pratiquer la section, un entérotome dont les branches embrassent et étreignent le membre viril dans toute son épaisseur.

Cependant, n'y aurait-il pas quelque imprudence à trop généraliser le précepte de l'égalité de rétraction dans les tissus du pénis? N'y a-t-il pas quelques circonstances qui peuvent faire varier les conditions de cette rétraction? Chez une personne âgée, par exemple, prétendra-t-on que les corps caverneux épais et denses s'affaisseront autant en se dégorgeant que chez un jeune homme? Assurément non. Il en est de même, croyons-nous, de la compression, qu'est capable d'exercer, d'avant en arrière, une tumeur siégeant à la base du gland, de même aussi du tiraillement naturel ou accidentel que l'organe peut avoir éprouvé. S'inspirant de toutes ces particularités, le chirurgien doit donc, pour chaque cas particulier, établir, si je puis dire, une règle spéciale, en ayant soin, du reste, de se tenir aussi voisin que possible du grand principe de Rizzoli. Telle est la conclusion que nous croyons devoir tirer de cette longue discussion, qui peut-être eût fait à plus juste titre partie du chapitre des suites éloignées; mais que cependant nous n'avons pas cru devoir différer, en raison des connexions intimes que présentent les deux questions du procédé de section et de la rétraction.

La plupart des auteurs qui adoptent le procédé de la section pure et simple se bornent à trancher le pénis dans toute son épaisseur, soit d'un seul coup de bistouri, soit comme nous l'avons vu pratiquer à Montpellier d'un coup de ciseau. Cette opération qui ne laisse rien à désirer sous le rapport de la rapidité a pu donner lieu parfois à des hémorrhagies inquiétantes, aussi devons-nous signaler tout d'abord quelques procédés destinés spécialement à prévenir cette complication.

Le premier et le plus simple, dû à Schrœger (1), consiste à couper couche par couche les tissus de la verge, afin de lier au fur et à mesure tous les vaisseaux dont la section donnerait lieu à un écoulement sanguin. Ce procédé, qui tend de plus en plus à s'introduire dans la chirurgie pratique pour l'amputation des membres, pourra toujours être employé sans désavantage dans les cas où l'on pourrait redouter une vascularisation trop considérable des tissus.

Ravaton (2), qui vivait à une époque où la ligature venait à peine de tomber sous l'effort de Ledran et de Boyer, proposa une manière de faire mixte, qui, croyons-nous, n'a guère été imitée par d'autres opérateurs. Voici comment il la décrit dans son observation XLV : « J'introduisis une sonde cannelée dans « l'urèthre et fis à ce canal une ouverture de 3 lignes « à 1 pouce au delà du carcinôme portant la pointe « du bistouri dans la cannelure de la sonde ; j'in- « troduisis ensuite une sonde de poitrine pour favo- « riser la sortie des urines ; cela fait, je portai une « ligature composée de plusieurs fils plats et cirés « entre le carcinôme et l'ouverture que j'avais faite « à l'urèthre et la serrai très-fortement. Je fis ensuite « tirer les téguments du côté de la racine de la verge « pour qu'ils dépassassent les corps caverneux, afin « de cicatriser la plaie en moins de temps, et j'am-

(1) Rust Handbuck der Chir., vol. I, p. 667.
(2) Traité des opérations chirurg. Ravaton.

« putai la verge coupant avec un grand bistouri un « demi-pouce au delà du carcinôme. »

Je ne saurais passer sous silence les conseils de Warner (1) et de Pallucci relatifs au même danger. Le premier décrit ainsi sa manière de faire : « J'appli- « quai un tourniquet aussi près de l'abdomen qu'il « fut possible, je fis d'abord une incision que je tirai « en haut, j'en fis ensuite une deuxième à travers « les corps caverneux aussi près de ces mêmes tégu- « ments que je le pus. Je n'introduisis point d'in- « strument dans l'urèthre et j'arrêtai l'hémorrhagie « sans beaucoup de peine au moyen de la ligature. »

Quant à Pallucci (2), il s'efforce de démontrer que toute hémorrhagie peut être prévenue par la compression ; il propose de pratiquer cette dernière « vis- « à-vis l'angle de la symphyse sur les artères ischio- « caverneuses. » Voici, du reste, le procédé qu'il propose : « Si la quantité du pénis à ôter surpassait « la moitié de l'organe, j'introduirais d'abord un « algali dans le canal ; puis je ferais une incision à « la partie inférieure du tégument parallèle à l'u- « rèthre. Pour la découvrir, et l'ayant mise à nu, je « la couperais suivant la longueur, après quoi je fe- « rais sortir le bout de l'algali par l'angle supérieur

(1) Observations de chirurgie traduites de l'anglais, de M. Warner, chirurgien de l'hôpital de Guy; à Paris, chez Gaveau, 1757, obs. XXVII, p. 137.

(2) Pallucci. Nouvelles remarques sur la lithotomie, suivies de plusieurs opérations sur la séparation du pénis. Paris, 1750. 12 c. f.

« de cette ouverture pour la tenir dilatée, et je ferais « passer dans le canal une petite canule un peu « flexible. Ensuite je retirerais l'algali et couperais « le pénis avec le bistouri ordinaire, et laisserais « sortir un peu de sang. »

Esmarch (1) préconise une ligature préventive. On sait que l'illustre professeur de Kiel vient, dans une série de leçons cliniques faites tout récemment, de proposer un moyen de prévenir la perte de sang pendant les opérations. Ce moyen consiste à pratiquer le long des membres sur lesquels doit porter le couteau une compression élastique assez énergique au moyen de bandes de caoutchouc, puis à étreindre par un lien élastique la racine du membre. Nous avons vu employer ce procédé par notre ami Daniel Mollière, chirurgien en chef désigné de l'Hôtel-Dieu pour plusieurs amputations de cuisse qu'il put, sans que l'on fût obligé de faire la compression digitale, pratiquer complètement à blanc jusqu'à la fin de l'opération. Esmarch dit avoir souvent amputé le pénis sans la moindre hémorrhagie, grâce à un simple bandeau élastique placé à la racine de l'organe. C'est là un procédé d'une telle simplicité qu'il ne saurait manquer de se vulgariser très-rapidement.

De son côté M. Langenbeck, convaincu que la rétraction des corps caverneux est le principal ob-

(1) Volkmann Sanmlung Klinischer Vortrage, 1873.

stacle à l'arrêt des hémorrhagies, croit prudent lorsque le couteau doit agir près de la racine de l'organe, de passer dans la cloison un fil métallique destiné à retenir les corps caverneux, et au besoin à les attirer pour lier la caverneuse.

Nous ne craignons pas de l'avouer, toutes ces précautions contre l'hémorrhagie ne nous paraissent avoir leur indication que dans quelques cas très-rares. Pour ce qui regarde les circonstances ordinaires, nous nous associons pleinement à la remarque formulée par Vidal (1), à propos du procédé Schrœger : « Ceux qui ont vu, dit-il, faire l'amputation de la verge, et qui savent par conséquent « avec quelle facilité on se rend maître du sang « après l'amputation, penseront qu'il vaut mieux « s'en tenir à elle, parce qu'elle est beaucoup plus « prompte et qu'elle permet de tailler un moignon « plus régulier. »

Voilà déjà bon nombre de procédés et il nous en reste à signaler encore un plus grand nombre. Toutefois nous ne saurions leur accorder la même importance que la plupart des auteurs, et nous avouons qu'il faut le plus souvent beaucoup de bonne volonté, pour trouver une innovation réelle dans les imperceptibles détails sur lesquels tant de chirurgiens ont appelé l'attention.

Préoccupé d'un accident quelque peu chimérique

(1) Vidal. Traité de pathologie externe.

et que nous examinerons, la perte du canal de l'urèthre, M. Barthélemy (1) propose de placer une sonde dans l'urèthre et de couper verge et sonde tout à la fois et d'un seul coup. On lui a objecté que la sonde qui n'est retenue par aucun lien, après la section pourrait fort bien glisser jusque dans la vessie; cet accident est fort admissible *à priori*, nous ne connaissons pas de cas dans lequel on ait eu pratiquement à le déplorer.

En 1843, M. Ricord après avoir vu chez un certain nombre d'opérés survenir une atrésie du nouveau méat, essaie dans le but de prévenir cet accident de suturer la muqueuse à la peau du fourreau. Voici comment il s'y prend. L'urèthre est divisé en haut et en bas dans l'étendue d'un centimètre et de chaque côté la muqueuse disséquée réunie aux bords correspondants de la peau par deux points de suture. « Au quatrième jour, réunion parfaite, cicatrice li-« néaire dont la solidité fut dans la suite mise à l'é-« preuve de l'érection. » Tel est le premier procédé de Ricord. Il fut quatre ans plus tard modifié par Melchior Robert (2), qui a décrit assez longuement la difficile mais ingénieuse manière de faire dont il s'est fait l'apôtre. Nous croyons devoir reproduire cette description. Instruments nécessaires : sonde en gomme, aiguilles lancéolées percées à leur pointe

(1) Journal hebdomadaire, t. XIII, p. 41.
(2 Gaz. des hôp., 1847, p. 251.

d'un chas dans lequel est passé un fil de soie, porte-aiguille à coulisse, petit couteau à amputation.

1er *temps.* — La sonde est d'abord introduite dans l'urèthre sans pénétrer dans la vessie. On trace sur la surface cutanée à l'encre deux lignes circulaires à 6 millimètres de distance.

2e *temps.* — On passe les fils ; les deux premiers affectent une direction très-rapprochée du diamètre transversal de l'urèthre et s'entre-croisent en X dans la cavité de la sonde. Chacun de ces fils traverse la peau, le tissu cellulaire sous-cutané, le tissu spongieux de l'urèthre, sa membrane fibreuse, la muqueuse et la sonde, et tout autant de couches pour ressortir. Un troisième fil est perpendiculairement au diamètre transversal de l'urèthre conduit de bas en haut, passe dans la cloison fibreuse des corps caverneux, pour venir sortir sur la face dorsale de la verge. On a donc six chefs de fil autour de la deuxième ligne circulaire.

3e *temps.* — On enfonce la sonde, puis on ampute du même coup la verge et la sonde. La sonde sort d'elle-même après la section ; on peut, du reste, la conduire en telle position que l'on désire en tendant les fils.

4e *temps.* — La sonde étant retirée, les fils sont ramenés, chaque fil formant une anse au point où il traversait la sonde ; en coupant chaque anse, il en est résulté un nombre double de fils, c'est-à-dire six fils ayant chacun un chef disposé au pourtour de la verge et un autre correspondant disposé sur la face interne de l'urèthre et sortant par son ouverture. Chaque fil a été lié avec son correspondant; après cette ligature, l'ouverture de l'urèthre est restée béante et évasée.

On voit que ce n'est pas précisément par la simplicité que brille le procédé de Melchior Robert. Il paraît, du reste, que le résultat n'est pas parfait. L'évasement que subit l'urèthre n'est pas régulier ; les fils peuvent devenir la cause d'une phlébite. Enfin comme les autres, au bout d'un certain temps, on le voit donner lieu à des rétrécissements, si bien que, revenant à des idées surannées, M. Ricord, guidé par des vues d'anatomie pathologique, songea à adapter à l'orifice des anneaux métalliques destinés à en maintenir la béance. « Mais le tissu inodulaire a « toujours refusé de s'étreindre sur le collet métal- « lique ; il fallut renoncer à cette modification. »

Aussi en 1854 voyons-nous M. Ricord mettre au jour un troisième procédé auquel il est, croyons-nous, resté fidèle. Ce procédé consiste, après avoir pratiqué la section de l'organe, à retrancher de la peau un lambeau en forme de V à la partie inférieure, puis après avoir divisé longitudinalement le canal à suturer, chaque lèvre de la division de la muqueuse, avec la branche correspondante du V. De cette façon, le canal présente une ouverture longitudinalement très-étendue. Il se termine par un véritable hypospadias. Ce procédé a été adopté par la plupart des chirurgiens dont il remplit très-fidèlement les vues. On lui a donné généralement le nom de celui qui l'a publié; cependant en 1864, à la Société de chirurgie, M. le professeur Richet a revendiqué la priorité de cette méthode, qu'il aurait mise en pratique en 1853.

Je ne saurais passer sous silence les conseils que dès 1846 formula M. Rizzoli, dans un travail qui eut un grand retentissement. Après avoir démontré la nécessité de sectionner au même niveau les téguments et les tissus profonds, il propose d'entailler l'urèthre en bec de flûte. « On porte, dit-il, le bistouri obliquement de bas en « haut et d'arrière en avant, puis, lorsque la section de « l'urèthre est terminée, on coupe les corps caverneux « directement. » Agrandir longitudinalement l'ouverture du méat, tel a donc été le but de ce praticien. Il avait compris toute l'importance du principe qui guida plus tard Ricord et le conduisit à la découverte du fameux V. Il le réalisa, imparfaitement sans doute, mais du moins son travail publié en 1846 a-t-il pu n'être pas sans influence sur les idées et les méthodes ultérieures.

M. Bourguet (d'Aix) a communiqué, le 30 octobre 1867, à la Société de chirurgie les excellents résultats dus au procédé suivant. 3 temps : dans un premier, M. Bourguet traverse, au-dessous de la lésion, la verge d'avant en arrière avec un couteau in-

(1) Vid. Gaz. hebd., année 1867, octobre.

terosseux, puis il le porte en haut, et coupe ainsi toute l'extrémité de la verge en deux parties égales. Le second temps consiste à tailler sur les deux côtés de la section un petit lambeau triangulaire, puis, avec un écraseur linéaire, à sectionner les corps caverneux. Dans un troisième temps on rabat les lambeaux et on les suture sur la partie saignante des corps caverneux.

S'il n'a pas la prétention d'être simple et rapide, du moins ce procédé a-t-il celle de s'opposer complètement dans le présent et dans l'avenir à l'atrésie du méat. Son auteur qui l'a mis en usage dans trois cas seulement, a pu constater la permanence des résultats au bout de 3 ou 4 ans. Nous n'avons garde d'en douter; nous nous bornons à constater que la méthode de M. Bourguet, si longue et si compliquée, n'a pas reçu de la plupart des chirurgiens un accueil bien favorable.

Qu'il nous suffise de dire, en terminant cette longue et monotone énumération, et ce sera en même temps tracer une règle à ceux qui se décideraient pour l'instrument tranchant, que nos maîtres de Paris, MM. Verneuil, Demarquay, Broca, Follin, Voillemier ont adopté le procédé de Ricord dont ils n'ont jamais eu qu'à se louer : il n'en est pas de même de MM. Malgaigne, Velpeau, Morel-Lavallée qui se contentent de pratiquer purement et simplement la section.

3° *Section par l'écraseur linéraire.*

N'ayant jamais eu l'occasion de voir pratiquer l'amputation du pénis au moyen de l'écraseur et ne trouvant du reste dans les journaux et les recueils d'autres documents sur cette opération que ceux publiés par M. Chassaignac, nous ne saurions mieux faire que de reproduire dans ses principaux traits le plaidoyer de son auteur.

Rien de plus simple que l'argumentation *pro domo* de l'illustre agrégé de la Faculté de Paris. Il passe en revue chacun des accidents qui peuvent survenir pendant l'opération dont nous nous occupons, en déclarant successivement que l'écraseur met à l'abri de chacun d'eux en particulier. On objectera peut-être que si le bistouri expose à la perte de l'urèthre, l'écrasement en accolant ses parois y doit exposer bien davantage. Cela est vrai. Il est facile de s'en convaincre sur le cadavre; dans quelques expériences entreprises par nous sur ce sujet, nous avons toujours eu la plus grande difficulté à retrouver l'orifice uréthral. Aussi M. Chassaignac se voit-il obligé, pour parer à cet accident (que son instrument aggrave, loin qu'il l'atténue !), de recourir au procédé indiqué par Barthélemy; il introduit une sonde dans la vessie, et c'est sur la verge flanquée de la sonde qu'il pratique la section.

Nous nous sommes rendu à l'amphithéâtre muni

d'un écraseur de fort volume et d'une sonde flexible et nous avons pratiqué cette opération. La résistance opposée par la peau, et les corps caverneux, contre les parois de la sonde fut telle, qu'à un instant le bris de l'appareil nous parut inévitable. Nous pûmes néanmoins achever l'opération, nous promettant bien, quoique les difficultés dussent être moindres, de ne jamais recourir sur le vivant à un procédé, aussi dangereux que peu pratique ; nous disons peu pratique, car un écraseur qui ne faiblirait pas en face de telles résistances ne fait que bien rarement partie de l'arsenal d'un chirurgien.

De plus, il est bien évident que toutes les chances de perdre la sonde, qui ont pesé si gravement dans l'accueil fait au procédé de Barthélemy, se rencontrent dans celui de l'écrasement. Il est vrai que M. Chassaignac propose pour la retenir de planter une aiguille transversalement au travers de la verge dans sa partie saine en ayant soin d'embrocher également la sonde. Nous ne croyons pas que la sécurité donnée par l'écraseur contre l'hémorrhagie soit assez précieuse pour compenser les dangers réels et les mutilations au moins inutiles qu'il impose ; les services que cet admirable instrument rend chaque jour dans la chirurgie, étaient assez nombreux et universellement reconnus, pour que nous comprenions difficilement que l'illustre chirurgien, qui en est l'inventeur, ait tenu à le proposer dans un cas où sa supériorité paraît si contestable.

Ainsi du reste en ont jugé la grande majorité des chirurgiens, qui ont cru devoir s'interdire cette pratique, estimant qu'il était sage de ne pas ajouter aux complications éventuelles de tout acte chirurgical en lui-même, celles qui peuvent surgir du fait de l'emploi d'un instrument, dont le moindre défaut, en cette circonstance, est d'être inutile.

4° *Section par les caustiques.*

Malgaigne, Chassaignac, Vidal, Nélaton n'en parlent point; M. Sédillot (1) se borne à rappeler que « Bonnet (de Lyon) pratiquait l'amputation de la « verge avec un cautère cutellaire chauffé à blanc, « et promené lentement sur l'organe, afin d'éviter « tout écoulement de sang. » C'est en effet à Bonnet, comme nous l'avons démontré dans l'historique, que l'on est redevable de cette méthode. Toutefois ce chirurgien avant d'arriver à l'emploi du fer rouge, avait eu recours aux caustiques potentiels; nous allons exposer les résultats de cette pratique.

1° *Caustiques potentiels.* — C'est pour ne rien omettre de ce qui se rattache à cette importante question que nous parlerons de l'emploi de ces caustiques, auxquels Bonnet seul, croyons-nous, eut recours. Encore les abandonna-t-il promptement pour le cautère actuel. Bonnet se servit pour couper la verge du

(1) Traité de méd. opératoire ; bandages et appareils de Sédillot et Legouest, 4e édit., 1870.

caustique de Vienne et du chlorure de zinc, appliqués circulairement dans la partie saine de cet organe, située en arrière du mal, c'est-à-dire dans le lieu où l'on sectionne la verge avec le bistouri. — Il obtint de cette cautérisation un résultat satisfaisant. Mais comme ce traitement, très-douloureux, exigeait plus d'une semaine (12 jours) de cautérisation pour couper la verge, M. Bonnet y renonça. Si dans une circonstance spéciale on croyait cependant devoir y recourir, nous croyons que l'on ferait bien de substituer au chlorure de zinc, le nouveau caustique préparé par M. Latour, pharmacien de l'hôpital militaire de Lyon, le nitrate de zinc, qui, sans en présenter les inconvénients, jouit de tous les avantages du Canquoin. Mais, nous le répétons, il est peu de circonstances où le fer rouge ne doive être préféré, car, si depuis la découverte de l'anesthésie, nous n'avons plus à compter, comme Ambroise Paré, avec « la délicatesse efféminée des malades qui abhorrent le fer ardent, » du moins pouvons-nous nous associer sans réserves aux appréciations pleines de justesse qu'émet à ce propos le père de la chirurgie moderne : « L'action des « actuels est plus soudaine et plus seure, et ne bruslent qu'où ils touchent, sans offenser les parties « proches. — Celles des potentiels est tardive, et ne « brusle pas seulement l'endroit où ils sont appliqués « mais aussi pendant qu'ils sont eschauffés par la

(1) Note sur l'azotate de zinc considéré comme caustique, par M. Latour. Vid. Lyon méd., 1872, t. II, p. 327.

« chaleur naturelle de la partie ; ils agissent et im-
« priment leur qualité ignée tout doucement et plus
« loin, et aux corps cacochymes quelquefois causent
« inflammation, gangrène et mortification, ce que i
« ay veu à mon grand regret » (1).

2° *Cautère actuel.* — L'amputation partielle ou totale de la verge par le fer rouge en suivant le procédé de M. Bonnet s'exécute de la manière suivante :

Après avoir disposé 5 ou 6 fers cutellaires très-volumineux sur un réchaud, on procède à l'éthérisation ; le sommeil obtenu et des compresses imbibées d'eau froide étant disposées en dedans des cuisses et sur la région hypogastrique et périnéale, un aide tend la verge en la saisissant par son extrémité libre avec une ou plusieurs pinces de Museux.

Cela fait, le chirurgien trace avec de l'encre, sur la peau de la verge, en arrière du mal, une ligne circulaire destinée à lui servir de guide pour la section qu'il va accomplir ; puis, se plaçant à gauche du malade et s'armant la main droite d'un fer rougi à blanc, il l'applique sur le dos de la verge.

La section de la peau et de la cloison fibreuse sous-cutanée exige toujours l'emploi de plusieurs fers rouges, et se prolonge deux ou trois fois plus que le reste de l'opération. Cette section accomplie le cautère actuel est enfoncé lentement dans les corps caverneux,

(1) Œuvres d'Ambroise Paré, vol. II, p. 588.

afin de provoquer une constriction dans les vaisseaux et de coaguler le sang dans leur intérieur avant d'en faire la section. La reste de la cloison et la peau de la face opposée de la verge étant ensuite sectionnés, l'opération se trouve alors terminée sans hémorrhagie. On applique des compresses froides sur l'escharre, ou mieux un gâteau de charpie cératée.

La section de la verge pourrait être faite en bien moins de temps, mais M. Bonnet insiste avec raison pour une cautérisation lente et progressive afin d'éviter tout écoulement de sang.

L'opération terminée, voici ce qui se passe ultérieurement. Les malades n'accusent en général qu'une douleur peu vive. Ils n'éprouvent pas ces agitations fébriles qui sont la conséquence des plaies par instruments tranchants. « Nous avons vu à la clinique « chirurgicale de l'Hôtel-Dieu, dit M. Philipeaux, un « homme à qui Bonnet amputa la verge de la sorte, « en présence de M. le docteur Baron Seutin, et qui « dormit le soir même de l'opération d'un sommeil « beaucoup plus paisible que celui des nuits précé- « dentes. »

Le lendemain, le plus souvent le soir même du jour de l'opération, les malades peuvent uriner sans difficulté. Au huitième jour l'eschare commence à se détacher, elle tombe en général peu de jours après. (Voir pour la confirmation de ces assertions les faits que nous avons réunis à la fin de notre travail.)

Le procédé de Bonnet a été rapidement adopté par les chirurgiens Lyonnais : Barrier, Desgranges, Ollier, Pétrequin, Gayet, Gailleton, Dron, Lélievant..., non pourtant sans qu'on y apportât quelques modifications que le temps et l'expérience ont fait juger indispensables. Il ne l'a pas été, croyons-nous, à Paris, nous ne saurions dire pourquoi. Un essai cependant a été tenté par M. Ricord; j'en emprunte le récit à M. Philipeaux : « M. Ricord se trouvait en présence « d'une affection syphilitique (?) qui avait réduit la « verge à un moignon d'un pouce de longueur ; « comme le mal menaçait d'envahir le bas du « ventre, il amputa cet organe avec le fer rouge et le « malade guérit très-bien.

« Celui qui a rapporté cette observation prétend « que cette opération donna lieu à une hémorrhagie. « Si M. Ricord, en mettant en usage le procédé de « Bonnet, en eût bien connu toutes les particularités « importantes, il n'aurait pas eu à sa suite le moindre « écoulement de sang, il n'aurait pas été obligé de « lier quelques artères ni d'introduire dans l'urèthre, « au moment de l'opération, une sonde qui étant « laissée à demeure a peu contribué à améliorer l'état « du malade.

« En effet, tandis que Bonnet recommande de cou- « per très-lentement la verge avec le fer rouge « afin de coaguler le sang avant de sectionner les

(1) Traité pratique de la cautérisation par Philipeaux, Paris 1856.

« vaisseaux, M. Ricord a coupé la verge d'un seul « trait en moins de temps, dit le narrateur, qu'il « n'en faut pour le dire. Ayant sectionné les tissus « trop rapidement, il n'est pas étonnant qu'il ait eu « une hémorrhagie, et qu'il lui ait fallu introduire « une sonde dans l'urèthre pour tarir par la com- « pression tout écoulement sanguin. »

Plusieurs objections ont été adressées au procédé de l'Hôtel-Dieu, et nécessité des modifications que nous allons passer en revue.

1° Comme sa durée est assez longue et que la position respective des tissus pourrait varier, le professeur Desgranges croit utile de la fixer invariablement ; pour arriver à ce résultat, il se loue beaucoup de l'emploi de l'entérotome de Dupuytren, solidement placé en arrière du point où il doit pratiquer la séparation de la partie malade. Cet ingénieux moyen qui ne saurait présenter aucune difficulté, encore moins de danger, est un gage de sécurité que l'opérateur fera bien de ne pas négliger. Les heureux résultats en sont confirmés par la pratique très-étendue de l'éminent professeur de la clinique chirurgicale.

2° Ceux qui n'ont pas l'habitude de pratiquer une semblable opération, peuvent craindre qu'elle n'amène une rétention d'urine, consécutivement à une obstruction du canal. Cette crainte est si peu fondée que notre maître, M. le professeur Valette, nous déclarait que la béance du canal après l'opération était le principal avantage qu'il reconnaissait à l'emploi du fer rouge.

Cette objection du reste n'est pas nouvelle. C'est Fabrice de Hilden qui la formula le premier en 1869. « Le cautère actuel, écrit-il (page 451), est fort « dangereux en ce cas, parce qu'il bouche le conduit « de l'urèthre. » Et nous aurions pu, pour la réfuter, nous contenter de reproduire les sages observations de Bartholin (voir l'Historique). Dans toutes nos observations les malades ont pu sans difficulté uriner le soir même de l'opération ou pendant la nuit, par la raison fort simple que le premier jet d'urine est toujours assez puissant pour repousser la fragile eschare qui pourrait en oblitérer la lumière.

A ce propos, que faut-il penser des précautions recommandées par les auteurs relativement à la miction. D'aucuns veulent que le malade urine immédiatement avant l'opération, ne fût-ce que pour lui permettre de supporter plus longtemps la rétention à laquelle ils le croient exposé. Suivant d'autres au contraire il n'est pas de plus sûr moyen de chasser l'obstacle, s'il s'en présente, que d'agir contre lui avec un jet assez énergique ; il est opportun que le malade se tienne en réserve une certaine quantité d'urine pour parer à cette éventualité. Boyer, de son côté, pense « qu'il vaut mieux que la vessie con-

(1) Observations chirurgiques de Guillaume Fabri de Hilden. — Tirées de ses centuries, épîtres, traités à Genève, chez Pierre Chouet, 1669.

« tienne de l'urine, afin que la sonde qu'on y intro-
« duira, lorsque la verge sera coupée, agisse moins
« contre les parois de la vessie. »

Cette dernière considération ne serait pas applicable au procédé de Bonnet qui ne se servait de sonde que longtemps après l'opération. Mais je dois déclarer que ce détail est considéré par les maîtres que j'ai nommés comme absolument superflu, M. Desgranges spécialement nous a dit ne s'être jamais inquiété de savoir si les malades qu'il allait opérer avaient ou non de l'urine dans la vessie.

3° On a accusé le fer rouge de susciter une inflammation vésicale, et cette objection nouvelle reconnaît encore pour auteur Fabrice de Hilden, l'implacable ennemi des « ferrements ardents. » — « Ils « attirent aisément une inflammation sur la vessie « et les parties voisines ! » écrit-il. M. Philipeaux fait observer qu'une cystite « est d'une trop faible « considération par rapport aux dangers, que cour- « rait le malade si l'on ne pratiquait pas la cauté- « risation. » Pour nous, nous nous contenterons de répondre que la cystite comme complication d'une amputation du pénis par le fer rouge n'a jamais été observée.

4° Abordons maintenant une objection beaucoup plus grave que les précédentes. Dans quelques cas on a eu à déplorer peu de mois après l'opération une atrésie du méat qui a donné lieu aux plus redoutables accidents ; telles que rétention d'urine, infiltration urineuse etc.. Cette objection a certes une grande valeur, elle a été soulevée maintes fois au sein des Sociétés médicales de Lyon; les malades ont pu être examinés dans les services hospitaliers, les faits sur lesquels elle s'appuie sont donc parfaitement authentiques. Nous avons nous-même été témoin d'un certain nombre d'entre eux, et nous en rapportons deux parmi nos observations à la fin de ce travail; assurément cette objection serait assez grave pour jeter le discrédit sur l'opération de Bonnet si, par un moyen très-simple, on n'avait réussi à la réduire à néant.

Si l'on veut bien se rappeler ce que nous avons écrit dans le précédent chapitre, on verra que l'atrésie du méat n'est pas particulière à l'amputation par le fer rouge, et quels efforts ont été tentés il y a vingt ans pour la prévenir à la suite des amputations par l'instrument tranchant; on verra que le grand principe de l'extension longitudinale du méat une première fois posé par Rizzoli, plus tard admirablement réalisé dans la pratique par Ricord, put seul conduire les chirurgiens à un procédé heureusement exempt de cette complication ; je veux parler de l'incision inférieure en forme de V.

Eh bien ! ce principe est applicable presque sans modification au cas qui nous occupe ; le danger est le même, il est rationnel de le combattre avec les mêmes armes. Aussi voyons-nous aujourd'hui tous les chirurgiens de nos hôpitaux tomber d'accord sur l'opportunité de l'incision inférieure du canal de l'urèthre. Cette incision du reste peut être pratiquée soit immédiatement après l'amputation, soit quelques jours plus tard ; avec plus d'efficacité peut-être au moment où la plaie commence à devenir granuleuse, l'eschare étant tombée.

Rien à noter dans la manière de la pratiquer que l'on peut tenir pour identique à celle que Ricord a décrite. Une excellente précaution consiste à suturer, après l'incision sur les lèvres de la plaie, la muqueuse avec la peau. Nous croyons devoir ajouter que l'on ne doit pas craindre de donner à ce débridement une étendue considérable ; c'est en créant un véritable hypospadias que l'on procurera le plus sûrement aux opérés un canal dont la béance et le calibre suffiront toujours à les assurer contre les rétrécissements immédiats ou consécutifs.

Cautère galvanocaustique. — On lit dans le *Traité de médecine opératoire* de Sédillot et Legouest, « M. Sédillot a amputé dernièrement (1869) la verge « avec un fil de platine chauffé au rouge-brun par « un courant électrique, en agissant très-lentement « pendant quatre ou cinq minutes pour produire « une eschare épaisse, et éviter l'hémorrhagie. On « voyait le bouillonnement de la vapeur sous l'ac- « tion du fil et le racornissement des tissus devenus « durs et cornés. Cependant les artères caverneuses « donnèrent encore du sang et il fallut les cautériser « profondément de la même manière et à plusieurs « reprises ; le malade guérit. » Nous n'avons à formuler en principe aucune objection contre cette pratique, cependant nous ferons remarquer que les précautions recommandées par Bonnet n'en restent pas moins, et d'une façon pressante, indiquées dans l'emploi du caustique de Middeldorf; et, de toutes ces conditions, la plus précieuse peut-être, mais aussi, celle dont les opérateurs cherchent le plus en général à s'affranchir, c'est la lenteur. M. Ricord a eu à déplorer des hémorrhagies, et nous avons vu qu'elles s'expliquent très-bien par la rapidité de la section. Si M. Sédillot, suivant le principe de Bonnet, avait eu soin de coaguler le sang par son fer ardent avant de trancher les caverneuses, nous pouvons affirmer qu'il n'eût pas eu besoin de les attaquer à plusieurs reprises.

M. Lekiewicz, dans son compendieux mémoire sur les amputations de la verge par la galvanocaustie, affirme que ce procédé met les malades absolument à l'abri de la fièvre traumatique. Cette observation, appuyée sur des faits nombreux, est d'une importance considérable. Nous ne croyons pas toutefois qu'on puisse s'en faire une arme contre le fer rouge ordinaire; les températures de nos opérés n'ont pas été notées, il est vrai, mais aucun d'eux ne nous a présenté de fièvre traumatique grave.

Amputation au fer rougi, soit sur un brasier, soit par le courant électrique; tel est donc en résumé le procédé que nous conseillerons d'une façon absolue, dans tous les cas où l'on croira devoir recourir à cette opération. Nous croyons avoir démontré qu'il est sûr, commode, simple et facile. Nous verrons dans le chapitre suivant qu'il est éminemment innocent, car, ainsi que l'a dit Ambroise Paré, « Les cau-

« tères actuels sont ennemis de toute pourriture, « parce qu'ils consument et dessèchent l'humidité « estrange imbue. »

CHAPITRE III.

DES COMPLICATIONS.

Les complications se divisent naturellement en primitives ou immédiates, et en secondaires ou consécutives. Les premières sont celles qui peuvent survenir durant l'opération ou immédiatemant après. C'est pendant le travail de cicatrisation et de réparation que les secondes sont à redouter.

Nous n'avons pas l'intention de relater, en les adaptant aux blessures de la verge, toutes les complications générales des plaies. Nous nous contenterons de décrire celles qui empruntent à la région certains caractères plus spéciaux.

A — Complications primitives.

1° *Hémorrhagie primitive.*

« La crainte de l'hémorrhagie qu'il est si facile « d'arrêter, a suggéré, dit Lassus, des procédés « plus douloureux les uns que les autres et qu'on « a suivis jusque dans ce siècle. Cependant plu- « sieurs observations avaient déjà « prouvé que « l'hémorrhagie qui résulte de l'amputation de la « verge faite sans méthode et par des malades « en délire, peut être aisément réprimée même

« par les moyens les plus simples. On lit dans « le recueil d'observations (1) publié il y a près de « deux cents ans par Beniveni médecin de Flo- « rence, qu'un moine s'étant coupé la verge près « du pubis, il en résulta d'abord une hémorrhagie « considérable mais que l'on arrêta facilement en « faisant la ligature des vaisseaux. Dans plusieurs « autres cas semblables la compression seule a « suffi. »

Lassus nous paraît peut-être trop rassuré contre le danger de l'hémorrhagie. Après l'amputation, six artères donnent du sang ; les caverneuses, les dorsales et les bulbeuses. Les veines en général pourvues de valvules assez nombreuses en cette région ne donnent guère lieu à un écoulement de sang; pourtant, ainsi que Sabatier l'a remarqué, il n'est pas rare de voir le sang s'échapper avec force de la veine honteuse moyenne. Si Lassus a cité un fait où l'hémorrhagie, quoique redoutable, put être arrêtée, en revanche les cas d'hémorrhagies graves et même foudroyantes ne sont point rares, les auteurs en citent des exemples remarquables ; il nous a semblé intéressant d'en transcrire quelques-uns.

« L'an 1581, écrit Fabrice de Hilden (2), un paysan « allant à l'emplette à la Marche, ville en France, et « portant sa bourse, qui était bien garnie attachée au

(1) Observationes, sive de abditis rerum causis, cap. 68.

(2) De la médecine opératoire, ou Traité élémentaire des opérations de chirurgie avec des planches en taille-douce par Pierre Lassus, professeur à l'Ecole de santé de Paris, an III de la République, p. 72.

« col, fut épié par un coupeur de bourses, lequel, « ayant songé comment il la pourrait couper, remar- « qua que, quand il se penchait sur le devant, cette « bourse lui pendait dans les chausses, et que, quand « il se redressait, elle remontait jusque sur le « nombril : ce filou l'ayant vu devant une boutique « où il marchandait, approche bellement. et fourrant « sa main par la fente des chausses, empoigna en « même temps la bourse et le membre, qu'il coupa « tout d'un coup; ce misérable tomba par terre et « mourut à l'instant. »

Autre exemple plus frappant encore :

« L'an 1582, un homme de 40 ans, d'Hilden, ayant « un ulcère malin et puant au balanus, se mit entre « les mains d'un chirurgien qui n'était pas des plus « habiles, lequel ayant coupé ce balanus, et n'estant « pas garni de poudre à arrester le sang, tandis qu'il « faisait eschauffer le premier fer qu'il trouva dans « la cuisine, il survint une si grande hémorrhagie, « que le malade mourut peu de jours après, car cette « grande effusion de sang lui affaiblit tellement les « forces qu'elles ne se peurent iamais remettre : « Que les ieunes chirurgiens apprennent de là, « ajoute le sage Hilden, qu'il faut apporter une « grande diligence quand il est question de couper « ce membre ! «

Un des plus anciens documents que nous ayons relaté, est lui-même un exemple d'hémorrhagie : Bartholin raconte en effet que, pendant l'opération pratiquée par Schwartz de Bâle, « étant arrivée une « grande hémorrhagie qui empêchait de faire la su-

« ture », il arrêta le sang en versant dans les vaisseaux de l'huile glaciale d'antimoine.

Si nous consultons quelques documents authentiques sur l'ignoble opération de l'eunuquage, nous verrons que les hémorrhagies comptent pour une part assez légère dans la mortalité vraiment effrayante qui suit cette mutilation. Il est vrai que les moines Cophthes (1) qui la pratiquent, disposent pour réprimer l'écoulement sanguin de quelques moyens d'une énergie incontestable. Tantôt, dit Godard, la surface saignante est couverte d'huile bouillante, d'autres fois les opérés sont immédiatement enfouis dans du sable chaud que les assistants pressent tout autour d'eux.

Enfin il est peu de travaux cliniques sur l'amputation de la verge où l'on ne relate de nombreux faits d'hémorrhagie. J'en appelle à l'article de Chicoineau et Soulier, au mémoire de Hey, enfin à tous les travaux que j'ai cités jusqu'ici. L'hémorrhagie est donc, on n'en saurait douter, la règle après l'amputation du pénis; examinons par quel mécanisme les patients triomphent de ce danger.

1° Dans certains cas l'écoulement sanguin s'arrête spontanément. Il n'est pas rare de constater ce fait à la suite de ces mutilations extra-chirurgicales que l'on observe si fréquemment chez les débauchés ou les mélancoliques, et qui ont été pratiquées soit pen-

(1) Egypte et Palestine, observations médicales et scientifiques, par le docteur Godart, avec une préface de Charles Robin; Paris, Victor Masson, 1867.

dant l'érection soit durant la flaccidité ; deux conditions peuvent amener l'hémostase, ce sont : la rétraction des tissus qui peut suffire à fermer certaines bouches vasculaires (1) ; et la syncope. Inutile d'insister sur la réalité et l'importance de ces deux conditions.

2° A la suite des sections pratiquées par le bistouri, il est en général facile de se rendre maître de l'écoulement sanguin en liant les vaisseaux ; toutefois n'oublions pas que suivant la remarque de Hey (2), une recherche assez longue est parfois nécessaire pour les découvrir, car au milieu d'un tissu aussi lâche, aussi peu dense que celui des corps caverneux, n'étant que faiblement retenues par leurs adhérences à la charpente de l'organe, les artères peuvent aisément se retirer en arrière, et se dérober aux investigations.

Je rappellerai ici que, c'est pour parer aux hémorrhagies que Warner et Hey ont proposé d'appliquer un tourniquet à la racine de l'organe, et que Pallucci adopte la compression digitale sur les artères ischio-caverneuses.

Mais le moyen préventif par excellence contre l'hémorrhagie nous semble être réalisé par l'emploi du procédé de Bonnet. Jamais, dans les nombreuses amputations faites dans notre ville, on n'a eu à compter

(1) Leçons orales de clin. chir., par le baron Dupuytren, 2e édition, Paris, 1839, t. IV, passim.

(2) Practical observationes in Surgery, illustrated by cases, by Willam Hey. Third, édition, London, 1814.

avec cette fâcheuse complication. Nous avons en effet démontré qu'il est toujours facile en pratiquant la section avec lenteur de coaguler le sang avant de trancher les vaisseaux. Plus d'une fois il nous est arrivé de voir amputer quelques malheureux arrivés déjà presque à la période de cachexie, sans que l'opération leur coûtât une seule goutte de sang.

Il serait superflu de vanter les bienfaits d'un pareil résultat soit au point de vue de l'état immédiat, soit au point de vue des complications ultérieures. « Être avare du sang des malades dans les « opérations, ne rien perdre de ce liquide précieux « pour la réparation, tel doit être le souci du chi- « rurgien (1). » Cette avarice du sang, suivant l'énergique expression de M. Létievant chirurgien de l'Hôtel-Dieu, autorise et encourage l'intervention dans bien des cas, où le volume du néoplasme et la débilité du sujet rendraient plus que téméraire une opération sanglante.

2° *Perte de l'urèthre.*

« L'un des plus désagréables et des plus fâcheux « accidents qui accompagnent l'amputation de la « verge est l'impossibilité de retrouver l'urèthre, « une fois que la section du membre a été faite;

(1) In Lyon médical, t. XIV, n. 23. Nouveau procédé d'extirpation de quelques tumeurs volumineuses, par M. Létievant, p. 273.

« quelle que soit la cause de cette difficulté, elle « n'en est pas moins réelle, ainsi que le prouvent « les faits de Gimelle et de Béclard. »

Ces lignes tirées de la *Gazette des hôpitaux*, témoignent en même temps et de la réalité du fait, et des doutes qu'elle avait inspirés. Ils est peu de questions, en effet, qui aient donné lieu à autant de discussions et de contestations que celle de la perte du canal; et cette incertitude est bien frappante, lorsque l'on voit en 1864 à la Société de chirurgie, les membres de la savante compagnie se partager en deux groupes défendant chacun l'une des deux opinions.

« C'est un accident purement imaginaire, dit « Follin, et, en tous cas de peu d'importance. Il « s'agit en effet à la fois de démontrer la réalité de « l'accident, et son importance; il faudrait qu'il fût « prouvé que le retrait de l'urèthre, à supposer qu'il « ait été observé, s'oppose à la miction, ce qui ne « l'est en aucune façon.» Et tandis que M. Voillemier se range à son avis, nous voyons M. Verneuil « dis- « posé à croire à la possibilité de la perte de l'u- « rèthre, » se fondant, ainsi que M. Demarquay sur des faits, qui ne lui appartiennent pas, mais qui ont été relatés par des observateurs méritant toute confiance.

C'est précisément cette confiance que MM. Richet et Malgaigne dénient à ces observateurs.

(1) Gaz. des hôp., 1846.

« M. Barthélemy, dit M. Richet, rapporte à « l'appui de son opinion un fait unique jusqu'ici, « qu'il ne paraît pas avoir vu lui-même, et dont « l'observation rectifiée fut plus tard publiée par « M. Rennes (de Bergerac) présent à l'opération. « On y voit que la verge ayant été amputée près « du pubis, l'orifice de l'urèthre se déroba abso- « lument, et qu'après des recherches multipliées « il fallut renoncer à y introduire une sonde. Bien- « tôt les envies d'uriner se manifestèrent, et le « malade ne pouvant y satisfaire on fut obligé de « pratiquer d'abord la ponction de la vessie par « le rectum, puis la ponction hypogastrique et enfin « une boutonnière au périnée. » Neuf mois après l'opéré étant mort des suite de la variole, on constata que l'urèthre n'arrivait pas jusqu'à l'extrémité du moignon et se terminait au niveau de l'ouverture artificielle.

M. Malgaigne se demande quelle peut avoir été la cause de cette rétraction de l'urèthre, et si elle doit être redoutée dans tous les cas : « La clef de l'énigme, « dit-il, n'est peut-être pas très-difficile à trouver : « Quand on ampute la verge dans un point où l'urèthre « est accolé aux corps caverneux, la rétraction étant « à peu près égale dans tous les points de la plaie, « l'urèthre reste visible à la superficie, et personne que

(1) Journal hebd. de méd., octobre 1833.
(2) Gaz. méd,, 1834, p. 37.

« je sache n'a trouvé de difficulté à y introduire une « sonde. Mais si l'amputation se fait près du pubis, là « où l'urèthre n'est plus en contact supérieurement « qu'avec le tissu fibro-celluleux qui revêt la sym- « physe, on comprend que le canal plus rétractile que « les parties ambiantes s'enfonce directement dans « les chairs. »

Pour M. Richet l'observation de Barthélemy est trop contestable pour mériter qu'on la discute. Dans un cas de Dupuytren, cité par M. Richet, d'extirpation de la verge, on n'observa pas de rétraction de l'urèthre; aussi le chirurgien de l'Hôtel-Dieu, quoique refusant de se prononcer catégoriquement en face d'un fait unique, essaie-t-il de l'expliquer par une contraction du bulbo-carverneux, qui en se resserrant aurait simplement refoulé l'orifice uréthral en arrière.

On comprend, après ces quelques citations, quelle réserve nous est imposée dans la discussion de cette question. Quoique nous ayons vu pratiquer plus d'une amputation au ras du pubis, nous n'avons jamais observé la complication qui nous occupe. Toutefois nous nous permettrons de faire remarquer que, si étrange que soit le fait de Barthélemy, il serait difficile de le nier, il est entouré de circonstances et de détails assez explicites pour lui constituer un brevet d'authenticité. De plus si l'on veut bien se reporter au chapitre précédent, on pourra lire un cas de perte de l'urèthre dont fut témoin Ledran, sur la sincérité duquel il serait difficile d'élever des doutes. Enfin notre maître, le professeur Valette, nous a raconté qu'étant interne des hôpitaux, il fut appelé, un jour étant de garde, pour rechercher le canal d'un amputé pris de rétention d'urine. Nous regrettons de ne pouvoir donner de détails sur ce dernier fait, mais il nous semble venir formellement à l'appui de l'opinion soutenue par MM. Verneuil et Demarquay.

Ce que nous tenons à faire ressortir, c'est que les rares faits de perte du canal enregistrés dans la science, sont tous consécutifs à l'action de l'instrument tranchant; il n'en est pas un seul que l'on ait à reprocher au fer rouge.

Les auteurs ont beaucoup insisté sur un moyen propre à prévenir la perte du canal de l'urèthre dans les premiers jours qui suivent l'opération; je veux parler de la sonde, dont nous allons examiner les avantages et les indications.

Trois opinions se disputent la pratique : suivant la première, on doit placer une sonde dans le canal, immédiatement après la section, et l'y maintenir jusqu'à terminaison de la cure; la seconde tient que la sonde ne saurait être utile que dans les premiers jours; non moins autorisée enfin la troisième en réserve le prudent emploi à la période de la cicatrisation.

C'est Boyer qui a conseillé l'usage de la sonde jusqu'à complète guérison. Il suivit lui-même plusieurs fois cette pratique. Les raisons qu'il invoque en sa faveur sont loin de nous paraître bien rigoureuses. La principale est qu'il importe d'empêcher l'urine de mouiller la plaie, ce qui retarderait la guérison. Assurément Boyer s'exagérait les dangers du passage de l'urine sur une plaie, et l'on est bien loin, aujourd'hui, de son opinion, puisque nous voyons bon nombre de chirurgiens rejeter l'usage de la sonde à demeure, même après l'uréthrotomie interne. « Avec la précaution de faire boire le malade, écri« vait récemment à ce propos notre ami le docteur « Garnier (1), l'urine devient assez aqueuse pour ne « provoquer qu'une cuisson bien supportable, et qui « cesse bientôt. »

Nous comprenons peu du reste comment pareil accident pourrait être à redouter, tant que persiste l'intégrité du sphincter; et la précaution prise par Boyer pour le conjurer nous semblerait bien plutôt venir à l'encontre de son but. « Soit que la sonde « ne remplisse pas le canal exactement, écrivaient « déjà les auteurs du dictionnaire en 60 volumes (2), « soit que la vessie irritée chasse les urines avec « trop de force, fréquemment elles s'insinuent entre « la sonde et les parois de l'urèthre, arrosent

(1) De l'uréthrotomie interne sans sonde à demeure, par le Dr Garnier. Paris, 1872.

(2) Dictionnaire en 60 vol. Vidal, art. Verge, des docteurs Chicoineau et Soulier, p. 188.

«la plaie et mouillent toutes les pièces de panse-«ment.»

Et nous ajouterons avec M. Garnier : « Il est «facile de comprendre qu'une sonde, surtout lors-«qu'on la laissera ouverte et que la vessie tou-«jours vide sera revenue sur elle-même, excitera la «muqueuse de cet organe, avec laquelle elle est en «contact, et produira d'autant plus facilement de «la cystite qu'il y a déjà une certaine susceptibilité «du réservoir urinaire. On constate assez souvent «qu'il suffit de quelques cathétérismes pour rendre «les urines troubles et alcalines. Avec la sonde qu'on «tient débouchée, l'air est directement introduit dans «la vessie, et favorise encore cette décomposition «des urines.»

Nous ne voulons pas insister plus longtemps sur les accidents produits par les sondes à demeure, cependant si nous nous reportons à la fameuse discussion de la Société de chirurgie, nous trouvons nettement formulée la plus énergique condamnation de la pratique de Boyer. M. Demarquay accuse la sonde de déterminer des uréthrites intenses; si la vessie est contractile, elle est chassée dans la partie membraneuse de l'urèthre; dans tous les cas, elle constitue un corps étranger irritant. M. Verneuil, qui a eu à déplorer un cas d'infection purulente chez le seul malade où il l'a employée, est plus sévère encore. « Je suis convaincu, dit-il, que le point de dé-«part de l'infection purulente fut, chez mon malade,

« une ulcération du canal pénétrant jusqu'aux corps « spongieux, et déterminée, à n'en pas douter, par « la sonde à demeure (1). »

A ces considérations instructives, nous nous permettrons d'ajouter un argument. Sabatier a vu dans un cas une hémorrhagie considérable se frayer un passage entre la sonde et les parois du canal jusqu'à la vessie. Il est facile de comprendre quel danger peut offrir une pareille complication. Outre que, l'hémorrhagie étant inaperçue, on est exposé à n'y porter que tardivement remède, le sang qui vient se mêler à l'urine, les caillots qui peuvent s'accumuler dans la vessie, font courir au malade, par les phénomènes de décomposition auxquels ils donnent lieu, toutes les chances d'une intoxication.

Tous ces faits suffiront, croyons-nous, à faire proscrire d'une façon absolue l'usage de la sonde à demeure. Ainsi se trouve également condamnée la seconde opinion que nous avons signalée plus haut, et qui a eu surtout Ledran pour avocat. Ce chirurgien conseille de tenir la sonde en permanence jusqu'à la période de suppuration. Il l'ôte alors pour ne la remettre que lorsque la cicatrisation est près de se faire, pour empêcher l'urèthre de se resserrer. Tel est aussi, à quelques variantes près, l'avis de Sabatier (2), qui écrit dans son *Traité de médecine*

(1) Vid. Gaz. des hôp., année 1864.
(2) Sabatier. Traité des opérations chirurgicales.

opératoire : « La sonde qui était nécessaire au mo-
« moment de l'opération, pour empêcher que l'urè-
« thre ne fût bouché par le renversement et la tumé-
« faction des téguments, devient inutile parce que
« la suppuration les relâche. Peut-être cependant
« faut-il encore en faire usage vers la fin du traite-
« ment, pour empêcher que la cicatrice ne cause un
« trop grand rétrécissement de l'urèthre. Bertrandi
« rapporte un cas tiré des ouvrages de Nannoni, dans
« lequel il fallut agrandir l'ouverture de ce canal,
« qui était fort resserré parce qu'on n'avait pas eu
« cette attention. »

Si l'on a eu soin de se conformer aux règles tracées par Bonnet et modifiées par ses successeurs, le cathétérisme, après l'amputation de la verge, n'est plus d'une absolue nécessité, et plus d'un opéré a pu quitter nos salles sans y avoir été soumis. C'est de l'état quotidiennement inspecté de la plaie, du plus ou moins d'exubérance des bourgeons, du degré de facilité de la miction qu'un chirurgien attentif saura tirer les indications de son emploi. Pour nous, c'est à la période de cicatrisation que nous croyons le cathétérisme surtout utile, ne fût-ce que pour marquer ses limites au tissu de nouvelle formation. Nul besoin du reste d'en renouveler fréquemment l'emploi ; il est en effet bien peu de cas dans lesquels un cathétérisme quotidien ou tout au plus biquotidien ne puisse suffire.

B. Complications secondaires.

1° *Hémorrhagie secondaire.*

Tous les auteurs ont relaté des cas d'hémorrhagies secondaires à la suite de l'amputation du pénis, et si rarement qu'elles se soient présentées chez nos opérés par fer rouge nous n'aurons pas la prétention de déclarer que nous n'en avons jamais observé. Du moins se sont-elles montrées avec une fréquence incomparablement moindre, et n'ont-elles jamais donné lieu à des inquiétudes sérieuses. C'est principalement lorsque se produit le phénomène de l'érection que, en l'absence de toute complication générale, elles peuvent se manifester, comme l'observation III de Hey en est un remarquable exemple. Dans la plupart des cas, on en triomphe aisément, grâce à la compression produite par le passage d'une sonde.

Assurément, il est facile de se rendre compte de la production de ces hémorrhagies, en raison de la grande vascularité du pénis, et nous croyons que souvent cette complication ne reconnaît pas d'autre cause. Cependant il importe de ne pas perdre de vue l'influence capitale exercée par l'état général du sujet. Nous n'avons pas l'intention de discuter cette question trop générale ; aussi, ne la soulevons-nous que pour nous déclarer pleinement partisan des idées exprimées à ce propos par M. William Mac Cormac, chirurgien de l'hôpital Saint-Thomas, à Londres. « Les

« hémorrhagies secondaires, écrit l'illustre chirur-« gien, indiquent que les liquides de l'économie sont « sous l'impression de quelque poison, pyémique ou « autre. Les forces déjà diminuées du malade sont « complètement anéanties par la perte du sang, « l'écoulement lui-même est difficile à arrêter et se « reproduit facilement..... Le principal vaisseau de « la région peut être lié, mais ce n'est souvent qu'un « arrêt momentané, et si le malade ne succombe pas « par le fait de l'altération du sang, l'hémorrhagie « renaîtra (1). »

Fortifier l'état général du malade, éviter l'encombrement : voilà de solides armes contre les hémorrhagies secondaires ; mais ce qui vaut mieux encore, c'est créer une plaie de bonne nature telle que celles que produit la cautérisation. Il ne faut pas oublier, en effet, que tout ce que l'on fera pour prévenir la pyohémie, agira, et de la façon la plus efficace contre la production des hémorrhagies secondaires.

2° *Infection purulente ; phlébite.*

« La verge se trouvant formée en grande partie de « tissu essentiellement veineux, qui ne saisit, écrit « M. Philipeaux, tous les dangers auxquels on peut « s'exposer lorsqu'on pratique l'amputation de cet or-

(1) Notes and recollections of an ambulance surgeon, being an account of work done under the red cross during the campaign of 1870, by William Mac Cormac. London, Churchill, 1871.

« gane avec l'instrument tranchant? On peut voir sur-
« venir à la suite de ces opérations des phlébites, des
« résorptions purulentes. C'est, en effet, ce qui a eu lieu
« dans un grand nombre de cas, et si dans les ou-
« vrages nous n'étions habitués à ne voir citer que
« les cas de succès, que de revers viendraient ap-
« porter leur contingent de preuves à l'appui de
« l'opinion que nous défendons actuellement! »

M. Philipeaux écrivait ces lignes en 1856. En 1864, M. Verneuil a mentionné et relaté brièvement un cas dont il attribue l'issue malheureuse à la sonde à demeure. En 1871, M. Zielewicz, dans son grand travail sur les amputations du pénis, a produit une assez malheureuse statistique comprenant 8 cas de pyohémie sur 50 opérations par le galvano-cautère. Cette complication a son origine, selon lui, dans la vascularité du tissu cellulaire du pénis, dans l'abondance des veines du col vésical et de la région prostatique, mais surtout dans les conditions hospitalières. Aujourd'hui nous apportons un cas nouveau de pyohémie, consécutive à l'amputation au fer rouge. Ce n'est pas avec d'aussi pauvres documents que nous éclaircirons la question; aussi, tout en souscrivant aux considérations transcrites plus haut de M. Philipeaux, tenons-nous à rester dans une certaine réserve.

Les statistiques lyonnaises consultées par nous

(1) Traité pratique de la cautérisation, p. 480.

comptent en moyenne 1 cas sur 20 d'infection purulente à la suite de l'amputation ignée ; on comprendra qu'en face du mutisme de la plupart des auteurs, il nous serait difficile d'apprécier comparativement cette proportion. Nous ne saurions cependant nous empêcher de faire remarquer combien notre statistique diffère de celle de M. Zielewicz. Cet auteur conclut à l'inefficacité du galvano-cautère contre la pyohémie. Il serait injuste, croyons-nous, d'appliquer ces conclusions au cautère ordinaire.

Nous en dirons autant de la phlébite caverneuse ou inflammation des corps caverneux, complication assez fréquente des plaies par instrument tranchant, et dont nous avons pu observer un cas. C'était chez un vieillard atteint de cancer, lequel, contrairement à la pratique lyonnaise, eut la verge tranchée par le bistouri. Une violente inflammation gagna le tissu caverneux vers le troisième jour qui suivit l'opération. Etreint par la solide enveloppe fibreuse, impuissant à se gonfler et à subir les phases normales d'une inflammation, ce tissu ne tarda pas à tomber en sphacèle, et l'on dut vider de ses débris mortifiés le double étui béant semblable à deux canons de fusil. Cette complication n'a jamais, que nous sachions, été observée à la suite de l'amputation par la méthode de Bonnet.

Ceci nous amène à parler de la mortalité à la suite des amputations de la verge, mais ici encore, nous sommes forcé de le répéter, nous manquons de documents, aucune statistique n'étant venue à notre connaissance, malgré les recherches multipliées auxquelles nous nous sommes livré.

Notre maître le professeur Desgranges ayant bien voulu nous permettre de consulter ses précieuses notes cliniques, nous n'avons pu relever parmi tous ses amputés qu'un seul décès du fait même de l'opération, dû à l'infection purulente. C'est celui dont nous avons parlé plus haut. Un cas doit être compté comme douteux, le malade ayant quitté l'hôpital avant la guérison de la plaie et dans un état assez alarmant. Si nous ajoutons aux faits de M. Desgranges quelques autres dont nous avons été témoin dans le service de M. Dron, nous obtenons en résumé le résultat suivant :

Guérison	19
Mort (pyohémie)	1
Résultat douteux	1
Total des opérations	21

CHAPITRE IV.

SUITES DE L'AMPUTATION DU PÉNIS.

Nous venons de passer en revue les dangers immédiats contre lesquels ont à lutter nos opérés ; mais après les avoir surmontés, quelle situation leur est faite ? Quelles chances de survie, quelles chances de mort emportent-ils en quittant nos salles d'hôpital ?

Après avoir établi la fréquence des récidives à la suite des ablations du pénis pour tumeurs de mauvaise nature, nous examinerons successivement les modifications subies par les grandes fonctions locales : miction, coït, fécondation, puis par l'état général et psychique en particulier.

1° *Des récidives du cancer.*

S'il est un point incontestable, c'est l'extrême fréquence des récidives du cancroïde après l'amputation de la verge. On pourrait assurément signaler plus d'une exception, et nous pourrions notamment citer le cas d'un malade amputé par M. Gailleton à l'Antiquaille, et qui pendant près de quatre ans, exempt de récidive, fréquenta les consultations de l'hospice jusqu'au jour où il fut emporté par une affection pulmonaire, ou celui d'un jeune homme, dont nous regrettons de ne pouvoir rapporter plus au long l'intéressante histoire, dont l'opération date de onze ans et qui n'a cessé, depuis, de jouir de la plus parfaite santé. De pareils faits sont malheureusement bien rares, comme nous avons pu nous en convaincre par les recherches que nous avons faites dans le but de retrouver nos anciens amputés, la plupart étaient morts assez peu d'années après l'opération.

La récidive du cancer du pénis présente un caractère spécial et constant; elle n'a presque jamais lieu sur place, mais dans les ganglions inguinaux. Tous les auteurs ont noté ce fait; les observations les plus anciennes consignent cette particularité, il est facile de le voir par les citations de nos premiers chapitres. J'en reprends quelques-unes :

« La curation étant achevée, ce bon vieillard re-
« tourna à son métier faisant rire le monde, mais ce
« bonheur ne fut pas de durée, car il y a sept mois
« ou davantage qu'il se forma une tumeur chan-
« creuse en l'aine droite, laquelle en peu de temps
« vint à une telle grosseur, qu'à présent elle sur-
« passe non-seulement les deux poings, mais aussi
« s'étant ouverte, elle rend de la matière extrême-
« ment puante ne restant autre chose à espérer que
« la mort. » Et plus loin du même Bartholin (1) en
« la seconde observation : « la malignité ne laissa
« pas de passer plus avant et de saisir les aines
« donnant la mort à ce misérable. »

C'est aussi par une récidive ganglionnaire que périt Austin Wray qui fait le sujet de l'observation IV de Hey (2). Enfin la discussion de la Société de chirurgie fut suscitée par la présentation faite par M. Follin d'une pièce pathologique montrant une pareille récidive; l'illustre auteur du *Traité de pathologie chirurgicale* développa à ce propos l'opinion que nous exprimons ici.

(1) Vid. Loc. cit.
(2) Vid. Loc. cit.

Ces néoplasies secondaires se montrent sous la forme de tumeurs, qui prennent quelquefois un développement considérable. Bientôt on les voit s'ulcérer et donnant naissance à un écoulement ichoreux fétide s'accompagner rapidement du triste cortége de la cachexie.

Ce serait sortir de notre sujet que de nous étendre plus longuement sur ces phénomènes, nous n'en voulons retenir que cette conclusion pratique : l'avantage de l'abstention toutes fois que les glandes inguinales sont influencées.

2° *Miction.*

« Le canal de l'urèthre n'ayant point d'action « pour chasser l'urine, l'amputation de la verge, « a dit Louis (1), ne retranche aucune des par- « ties qui servent à l'expulsion de ce liquide. » Cette déduction théorique est confirmée par l'examen d'un assez bon nombre de malades.

Antoine G..., auquel un chancre phagédénique a détruit près de la moitié du pénis, et que nous avons interrogé à ce sujet, nous écrivait, il y a quelques jours, les lignes suivantes que nous demandons la permission de transcrire textuellement : « Dès les « premiers débuts que je fus sorti de l'hospice, j'é- « tais fort gêné pour uriner, car ça écartait beau- « coup, et occasionnait à me salir, mais petit à petit, « ça s'est arrangé comme il faut, ce qui fait que main-

(1) Dictionnaire de chirurgie, par Louis. Paris, MDCCLXXXIX. t. II, p. 480, Art. Verge.

« tenant j'urine avec toutes les facilités possibles. »

L'observation de Pierre Lab***, que nous rapportons plus loin, lequel a perdu la totalité de sa verge amputée au niveau du pubis, est tout aussi explicite; le malade nous affirmait qu'à la suite de l'opération, il avait pu uriner fort aisément et avec un jet considérable.

Non moins concluants sont les témoignages de Louis et de Sabatier : « Le malade que j'ai guéri, « écrit Louis, pisse en jet à une assez grande distance « du corps, il est seulement obligé d'essuyer les der- « nières gouttes d'urine. »

Sabatier affirme de son côté que, sauf un seul, tous ses opérés « ont poussé leurs urines fort loin, « et dans une direction presque semblable à celle « qu'ils avaient dans l'état de la plus parfaite inté- « grité. »

Tant que les opérés restent exempts de complication, la miction peut continuer à s'exécuter sans que les conditions en soient modifiées d'une façon notable ; voilà la conclusion qu'il nous semblerait légitime de tirer de tous ces faits. Tel n'est pourtant pas l'avis d'un bon nombre d'auteurs, et nous n'en voulons pour preuve que la multiplicité des appareils destinés à rémédier aux prétendus inconvénients auxquels seraient sujets nos opérés.

« Lorsque la section de la verge a été faite près « le pubis, il en résulte, dit Paré (1), que le malade

(1) Livre XXIII, chap. IX.

« est obligé de s'accroupir comme les femmes pour « uriner. » C'est pour obvier à cet inconvénient, et pour que le scrotum et les cuisses du malade ne soient point mouillés par l'urine, que cet auteur a imaginé une canule d'une forme conique destinée à diriger le cours de l'urine, en s'appliquant par sa partie la plus large sur le pubis, où l'on peut même la fixer par des bandes circulaires autour du bassin. Cette précaution fut recommandée par la plupart des auteurs jusque vers la fin du siècle dernier. Ruysch fit porter à son opéré une canule d'argent. Louis, qui vit pratiquer une opération par son père en 1764, rapporte « que l'on fit faire à l'opéré une canule de « cuivre ; c'était un aqueduc dont il se servait pour « pisser dans les rues. » Du reste, il se déclare peu convaincu de son importance, et ne croit pas à la nécessité pour les opérés de s'accroupir. Ravaton, écrivant quelques années plus tard, expose la même idée, et se prononce avec beaucoup de vigueur contre l'emploi des canules.

Aujourd'hui l'opinion de Paré ne compte plus beaucoup de partisans, et l'avis de Louis, relativement à la position nécessitée pour la miction, semble généralement adopté.

Cependant, si nous en croyons Godart, l'usage en est général en Egypte chez les eunuques. « Ils peuvent « uriner sans se servir de canule, écrit-il, mais pour « éviter de faire couler l'urine sur eux ils introdui-

« sent une canule dans l'urèthre chaque fois qu'ils « veulent pisser. »

Nous croyons donc que sur ce point comme sur tant d'autres il faut se garder d'une conclusion trop absolue, et qu'il importe de tenir compte de toutes les observations. Quoique nous n'ayons jamais eu l'occasion d'observer l'inconvénient dont il est ici question, il nous semble fort rationnel d'en admettre la possibilité, et, au cas échéant, de le combattre avec le moyen proposé par Paré. La canule conserve donc encore quelques rares indications, que le degré d'énergie du système musculaire, et en particulier l'état d'intégrité des muscles accélérateurs sauront révéler au chirurgien.

Des accidents qui peuvent survenir dans la miction. — Nous n'avons pas dissimulé quand nous avons décrit la méthode lyonnaise, les inconvénients qui s'attachaient à l'ancien procédé de Bonnet; ce fut en effet la crainte du rétrécissement qui conduisit nos maîtres aux modifications que nous avons exposées. Il serait injuste pourtant d'exagérer l'influence du fer rouge sur la production de cet accident, contre lequel il n'est guère de méthode qui puisse mettre absolument en garde. C'est du moins ce qui ressort de la discussion de 1864. Les chirurgiens qui y prirent part purent presque tous citer des exemples d'atrésie du méat survenus dans leur pratique. Nous

(1) Egypte et Palestine, p. 132.

allons exposer les diverses opinions émises sur l'origine de cette coarctation.

M. Velpeau considère comme peu utiles les procédés destinés à prévenir cet accident qu'il croit fort rare. Cependant il compte 2 rétrécissements sur 15 opérations, et vraisemblablement en compterait un plus grand nombre s'il avait suivi tous ses opérés. Ces deux rétrécissements étaient dus l'un à une oblitération purement cicatricielle, l'autre à l'entraînement d'un bourrelet cutané vicieusement attiré par la cicatrice.

M. Voillemier ne croit pas à la possibilité de prévenir cet accident. Tout dépend, dit-il, de la nature de l'affection pour laquelle on a pratiqué l'amputation et il cite l'exemple suivant. Un homme du service de Lenoir avait eu la verge coupée par une morsure de cheval; survint un rétrécissement; Lenoir enlève une rondelle du moignon. Nouveau rétrécissement qui nécessita une nouvelle opération complétée par une incision inférieure en forme de V. Pour M. Morel-Lavallée, c'est dans l'attrition des tissus qu'il faut chercher la cause du rétrécissement.

M. Broca, qui a vu un de ses malades atteint d'un rétrécissement très-prononcé, croit pouvoir le mettre sur le compte d'une récidive survenue dans la plaie. Selon ce chirurgien, il faut tenir grand compte du siége de l'amputation. Coupé dans sa partie spongieuse l'urèthre est soudé aux corps caverneux et son extrémité libre doit avoir plus de chance d'être comprise en une cicatrice résistante, que lorsqu'on le coupe à la base de la verge, où sa muqueuse est plus lâche et libre d'adhérence avec les parties fibreuses.

A Lyon, chaque fois que nous l'avons observé, nous avons cru devoir rapporter le rétrécissement à la coarctation toujours si intense à la suite des lésions produites par le fer rouge.

Siége de l'amputation, nature de l'affection, attrition du tissu, coarctation cicatricielle, et enfin récidive ; telles sont donc les principales circonstances auxquelles il est actuellement permis de rapporter la production du rétrécissement. Examinons quels sont les effets produits par cet accident.

Ce serait sortir de notre sujet que d'exposer les effets généraux des rétrécissements de l'urèthre. On comprend qu'ils ne sauraient manquer de se produire chez nos opérés. Aussi, n'insisterons-nous que sur les caractères particuliers qu'ils présentent dans le cas qui nous occupe.

Les malades que nous avons observés se tenaient dans la position acroupie au moment de la miction. Ils déclaraient trouver dans cette attitude un soulagement, et la croyaient propre à favoriser leurs efforts. Nous ne saurions affirmer qu'ils fussent dans le vrai. Cependant, sans prétendre généraliser un fait aussi subjectif, nous tenions à le signaler. L'extrême violence des efforts produit en outre deux phénomènes que nous avons fréquemment observés :

la dilatation du canal et la congestion pulmonaire. M. Richet a parlé d'un de ses malades, dont, pendant les efforts de miction le canal se distendait et acquérait le volume du pouce. Ce n'est qu'alors que l'urine s'échappait goutte à goutte par un orifice très-étroit. Nous avons observé pareille dilatation chez Comp..., qui fait le sujet de notre obs. IX. Ce malheureux offrait vraiment le plus triste spectacle, quand il essayait de chasser son urine; accroupi, cherchant un point d'appui, on le voyait pendant près d'une demi-heure se consumer en efforts presque impuissants; heureux s'il avait réussi à se débarrasser du trop plein de son réservoir urinaire.

C'est Lab....., qui nous a présenté spécialement le phénomène de la congestion pulmonaire. Il y a longtemps que M. Verneuil apprend dans ses cliniques à rechercher ce symptôme dans les affections abdominales. Aussi, ne fûmes-nous pas étonné de le voir apparaître chez nos malades sous la double influence de l'affection abdominale et des efforts qu'elle déterminait. Après avoir atteint un degré propre à faire concevoir des inquiétudes, nous le vîmes disparaître presque immédiatement dès que l'écoulement de l'urine eut repris sa régularité.

Comme conséquence ultime du rétrécissement nous signalerons enfin l'infiltration urineuse, dont nous connaissons deux exemples : l'un dû à Moulinié (de Bordeaux), l'autre à M. Fochier, chirurgien en chef désigné de la Charité.

Voici le premier :

Michel Pommier venait de subir l'amputation de la verge : « Enchanté de se trouver dans cette con-« dition nouvelle, il ôta une bougie que j'avais pla-« cée dans le canal et sortit le lendemain de l'hôpital. « L'urine ne tarda pas à s'infiltrer dans le scrotum, « et Pommier revint quinze jours après à l'hôpital, « porteur d'abcès veineux. La peau des bourses « tomba en gangrène; les deux testicules complète-« ment divisés, reposaient sur le lit et les pièces « de pansement. » Pommier guéri cependant, quittait l'hôpital deux mois après son entrée.

Nous possédons moins de détails sur le second cas, dont il a été récemment question à la Société des sciences médicales de Lyon. Le malade Baur... se présentait quelques mois après l'amputation dans le service de M. Fochier, avec une énorme infiltration s'étendant jusqu'au pubis. Il guérit et pour prévenir la récidive de l'accident, le chirurgien pratiqua une incision inférieure très-étendue; si bien que, suivant l'expression de M. Fochier, Baur..., quand il quitta l'hospice, pissait entre ses testicules.

La conduite à tenir dans les cas de rétrécissement est des plus simples. S'ils résistent à la dilatation, il convient d'imiter l'exemple de M. Fochier, et de débrider largement la paroi inférieure du canal, c'est de

(1) Maladies des organes génito-urinaires. Paris, 1839, p. 38, Germer-Baillière.

(2) Lyon médical, 5e année, t. XIV, n° 23, p. 297.

tous les procédés celui qui offre le plus de garanties contre le retour de ces terribles accidents.

Il nous reste à signaler un phénomène assez fréquent, qui est moins un accident qu'une infirmité, mais une infirmité des plus désagréables. Je veux parler de l'incontinence d'urine. Elle est fréquemment signalée dans le livre de Godart, pour les eunuques. « Ces malheureux pissent souvent la nuit « involontairement, écrit-il; dans ce cas, M. B... « leur fait appliquer un emplâtre de poix de Bour- « gogne et leur administre de la strychnine », et plus loin : « Ils sont surtout sujets à des inconti- « nences d'urine. M. B... les traite par la strych- « nine. »

Dans les cas signalés ici par Godart, c'est la contractilité musculaire qui paraît être en jeu; aussi, dans pareille occurence, n'hésiterons-nous pas à avoir recours à la médication de M. B..., ou mieux encore à celle, qu'à l'exemple de Monteverdi, a préconisée récemment notre ami et collègue des hôpitaux de Lyon, M. Magnin, par le sulfate de quinine (1); mais une autre cause d'incontinence sur laquelle M. Moulinié a insisté mérite d'attirer notre attention. Elle est constituée par la difficulté de l'émission des urines, et plus spécialement l'étroitesse du méat. On pourra donc toujours en triompher, grâce aux moyens que nous avons vu mettre en usage contre le rétrécissement.

(1) De l'action de la quinine sur les fibres lisses. Thèse de Montpellier, 13 août 1873.

Voici l'observation rapportée par le chirurgien bordelais.

Couzet, cordonnier, âgé de 24 ans, ayant subi l'amputation de la verge pour un bourgeon cancéreux, fut atteint, quelque temps après l'opération, d'une incontinence d'urine. Désespéré, n'osant plus se présenter « chez ses pratiques, il parlait de mettre « fin à ses jours. Le moignon était rétracté derrière « les testicules. On voyait une fente en forme de « vulve par où s'écoulait l'urine, mais le tronc du « pénis ne faisait aucune saillie.

« Je pensai que l'incontinence pourrait fort bien « tenir à la difficulté qu'éprouvait ce fluide, à cause « des obstacles qu'offrait la cicatrice au bout du « moignon, que son expulsion n'étant jamais com- « plète, il en résultait un regorgement dans la vessie, « sie, et consécutivement un engorgement perpé- « tuel. » Moulinié enleva une rondelle de peau, et Gouzet sortait guéri, un mois après son entrée à l'hôpital.

3° *Aptitude au coït.*

Établissons tout d'abord une division fondamentale, et distinguons nos opérés en deux catégories : ceux dont la verge est supprimée, ceux dont elle n'est que raccourcie. Il est bien évident que toutes les fois que l'organe copulateur a été sectionné au ras du pubis, l'acte en lui-même n'est plus possible. Insister sur cette vérité serait tomber dans les facéties de M. de la Palisse. Toutefois, il ne faudrait pas se hâter, sur la simple vue d'un amputé, de le déclarer impuissant. « Il ne faut pas « oublier que l'allongement de la verge dans l'érec- « tion est dû presque uniquement au corps ca- « verneux; le gland y entre à peine pour quelque « chose, et l'on est stupéfait lorsqu'on ignore cette « circonstance de voir le développement que peut « prendre un moignon de verge, lorsqu'il semble « coupé le plus ras. J'ai vu un individu, ajoute Mal- « gaigne, auquel il ne restait que 3 centimètres en- « viron du corps de la verge, encore à la simple vue, « le moignon enfoncé dans la peau du mont de Vé- « nus et du scrotum paraissait beaucoup plus court; « l'érection lui donnait une longueur triple (1). »

Certains auteurs, pour expliquer le volume souvent étonnant présenté par les organes génitaux, après des mutilations considérables, ont même cru à la possibilité d'une régénération contre laquelle protestent hautement toutes les notions actuelles de l'anatomie et de la physiologie pathologiques. M. Demarquay (2) a du reste, dans son récent ouvrage sur la régénération, fait justice des assertions de ces auteurs. « Guirot rapporte que chez « un jeune homme qui, à la suite du typhus, perdit

(1) Traité d'anat. chirurgicale et de chir. expérimentale. Paris, 1856, t. II, p. 419.

(2) De la régénération des organes et des tissus, par Demarquay. J.-B. Baillière. Paris, 1874, p. 282.

« par la gangrène le gland entier et un pouce et demi « de la verge, la régénération avait eu lieu au bout « de cinq semaines. Dans ce cas, il nous semble y avoir « eu cicatrisation, d'autant plus que Kahleis dit qu'il « s'était formé une espèce de gland. Nous en dirons « de même de l'observation de Jamieson (1), qui « prétend, en effet, avoir vu, à la suite de l'amputa- « tion du corps caverneux, un peu au-dessous de cet « organe, naître d'un champignon irrégulier un « organe qui prit la figure d'un gland bien formé et « bien proportionné. Nous n'insisterons pas davan- « tage sur ces faits. Des cicatrices exubérantes ont « très-sûrement fait croire à la régénération. »

Supposons donc le moignon de notre amputé quelque peu proéminent; si le sujet, de par son état général, conserve encore des droits à l'érection, il sera le plus souvent en mesure d'exécuter un rapprochement, peut-être même une sorte d'intromission, sur lesquels on comprend toute l'influence que l'état des organes féminins devra exercer. Il suffit en effet d'examiner un certain nombre de femmes, d'âges et de constitutions diverses, pour être frappé des différences énormes que peuvent présenter, suivant les sujets, les organes génitaux externes. Or, quelle est l'attitude de nos mutilés en face des variables conditions de ces parties? Nous avouons manquer de ren-

(1) Essais et observations de la Société de médecine d'Edimbourg; trad. par Demontiers. Paris, 1740-47, in-12, t. V, art. XXXVI, p. 556.

seignements suffisants sur ce point, par la raison simple que la plupart de nos malades avaient atteint, au moment de leur opération, la période ordinaire de l'impuissance sénile; mais nous ne croyons pas nous tromper beaucoup en annonçant qu'en deçà d'une longueur de 3 à 4 centimètres, l'organe présente trop peu d'indépendance dans ses mouvements, et d'opportunité dans sa forme, pour franchir le rempart inerte de la vulve et pénétrer dans l'intérieur du vagin. Chez les jeunes femmes, le pénis repousserait simplement les petites lèvres; chez les femmes âgées, il s'abriterait directement sous les masses, souvent volumineuses, présentées par ces organes.

Mais que la section se trouve plus rapprochée de l'extrémité de la verge. Ce n'est plus alors une question d'intromission; les corps caverneux se gorgent de sang comme à l'état normal; quelles que soient ses dispositions naturelles, la vulve est facilement franchie et le pénis peut pénétrer dans le conduit vaginal. Sans doute cet organe lui peut apporter plus d'un obstacle; les plis transversaux, parfois si proéminents, surtout chez les jeunes sujets, l'absence de lubréfaction, l'étroitesse excessive du conduit, ne sont pas de nature à faciliter sa progression. Nous ne croyons pas cependant que ces obstacles suffisent pour l'entraver complètement.

Il est enfin une condition, qui sans s'opposer d'une façon mécanique et absolue au rapprochement peut contribuer à le rendre infiniment moins fréquent. M. Follin, lorsqu'il présenta à la Société de chirurgie les pièces anatomiques qui donnèrent lieu à la discussion, dont nous avons si souvent parlé, fit remarquer que les nerfs dorsaux du pénis étaient tous terminés par de petits renflements adhérents à l'enveloppe des corps caverneux. Or, il est probable que la compression produite par l'érection sur ces petits névrômes n'a pas lieu sans douleurs. Il ne nous est pas possible de donner les preuves cliniques de ce fait. Qu'il nous suffise de l'avoir signalé.

En résumé, trois cas se présentent. Dans le premier, l'aptitude au coït est totalement perdue ; dans le second, il y a coït le plus souvent sans intromission réelle. Dans le troisième, coït avec intromission, mais avec ou sans fécondation; c'est ce que nous allons examiner dans le chapitre suivant.

Mais, avant d'aborder cette question, il importe d'en étudier une autre, avec laquelle elle présente une corrélation évidente ; je veux parler de la sensation voluptueuse qui accompagne le coït, et joue un rôle si important dans l'accomplissement de cette fonction.

« Le gland étant le siége du plaisir *sui generis*, a « écrit M. Roubaud (1), il est bien évident qu'en « l'absence de cet organe la sensation spéciale dont

(1) Félix Roubaud. De la stérilité chez l'homme et chez la femme. Paris, J.-B. Baillière.

« je parle ne se produira pas, et que le coït « ne pourra déterminer qu'une manifestation de la « sensibilité générale. » Pour cet auteur la question est donc très-simple : pas de gland, pas de volupté.

Nous savons tout ce qu'il y a d'attrayant à tirer même *à priori*, d'un principe physiologique bien établi des conséquences pathologiques précises; nous avons interrogé la clinique, sa réponse s'éloigne sensiblement de celle de la physiologie, G.... terminait l'observation dont nous avons parlé plus haut, par les lignes suivantes : « Cette maladie ne m'em- « pêche aucunement de voir des femmes, je fais « mon travail tout comme auparavant, et avec au- « tant de plaisir, quoique je sois un peu gêné pour « la longueur. » Cette affirmation très-nette, confirmée encore récemment par le malade, nous conduit un peu loin de la sensibilité exclusivement générale à laquelle M. Roubaud condamne nos mutilés. Nous ne voudrions pas pourtant être absolu, et nous comprenons toutes les objections dont est passible l'interprétation de ces faits purement subjectifs. On ne manquera pas de dire que notre malade, fort jeune encore, a reculé devant l'aveu de son véritable état, qu'il a pu nous tromper, se faire illusion à lui-même; d'autre part nous n'ignorons pas l'importance que, chez certains sujets, l'excitation cérébrale peut acquérir aux dépens de la véritable sensation spéciale. Il y a là tout un clavier de gradations que M. Roubaud a magistralement définies, et dont il n'a certes pas exagéré l'importance quand il a écrit : « L'imagination a fait, fait, et fera faire « autant d'enfants que le cœur le plus tendre et les « sens les plus échauffés. » Quelle part convient-il d'accorder à l'imagination dans les paroles de G.....? Nous ne le saurions dire. Aussi n'avons-nous pas l'intention de présenter notre unique observation comme un argument bien puissant. Tout au moins croyons-nous qu'elle mérite considération.

4° *De l'aptitude à la fécondation.*

Quelle que soit la solution apportée à la question que nous venons de poser dans le chapitre précédent, elle laisse entier, croyons-nous, le problème de l'aptitude à la fécondation.

Autrefois, alors que la physiologie se composait beaucoup plus de théories que de faits, on supposait qu'une fois le sperme déposé dans le vagin la fécondation s'opérait à l'aide d'une sorte de vapeur, *aura seminalis*, les parties les plus déliées de ce liquide étant, après le coït, portées dans toutes les parties de l'organisme. — Malheureusement pour nos malades, les travaux des embryologistes modernes, en établissant la nécessité du contrat direct entre le sperme et l'ovule, ont fait justice de ces consolantes doctrines. Aujourd'hui donc, pas de coït fécondant sans la réunion des deux conditions suivantes :

1° Sécrétion d'un sperme de bonne qualité, c'est-à-dire contenant des spermatozoïdes animés de mouvement. 2° Émission de ce liquide dans le fond du vagin, et cheminement des spermatozoïdes jusqu'à l'ovule. Examinons si cet ensemble de circonstances est réalisable et dans quelle mesure chez nos opérés.

Que la sécrétion du liquide spermatique se continue tant que le coït peut encore être pratiqué, ou tout au moins ébauché, simulé, c'est là un fait qui n'a rien que de très-naturel, je n'y insisterai pas. — La persistance de la sécrétion chez ceux de nos opérés auxquels cet acte est encore permis, est donc simplement sous la dépendance des diverses variations que l'âge et les conditions ordinaires de la santé y apportent généralement. Sous ce rapport, la plupart de nos observations ayant trait à des vieillards, on comprendra qu'il nous serait difficile de trouver parmi eux beaucoup d'exemples de virilité.

Plus obscur assurément est le problème de la persistance de cette sécrétion chez ceux de nos opérés qui sont privés de la verge tout entière. Nombre d'auteurs soutiennent que les testicules privés de l'urèthre sont fatalement voués à l'atrophie, conformément aux grandes lois qui relient si intimement les phénomènes de l'excrétion et ceux de la sécrétion. Il nous est malheureusement impossible de présenter des faits à cet égard; nous le ferons remarquer, c'est ici surtout que, dans une certaine mesure, l'imagination peut reprendre ses droits. La persistance des désirs vénériens, chez certaines natures particulièrement sensuelles étant admise et pouvant être, jusqu'à un certain point, alimentée par des excitations physiques, il n'est pas absurde, ce semble, de conclure de là sinon à l'intégrité absolue, du moins à la conservation possible, dans une certaine mesure, de l'acte sécrétoire.

Or, cette condition n'est-elle pas seule nécessaire pour la fécondation? Tout ce qui précède la fécondation, en effet, n'est qu'accessoire; érection, copulation, sensation voluptueuse, aucune de ces conditions, aucun de ces actes n'est indispensable pour la fécondation en elle-même, que la science et le génie de l'homme savent aujourd'hui produire artificiellement. Nous n'avons pas l'intention de relater à ce propos les exemples célèbres apportés par Hunter. Il serait long de collationner ceux beaucoup plus réels, beaucoup plus authentiques dont les recueils contemporains exposent fréquemment les détails; nous ne sachons pas qu'aucun d'eux se rapporte à des individus ayant subi autrefois l'amputation de la verge. La fécondation artificielle est encore reçue parmi nous avec trop de défiance pour que l'opinion que nous émettons à son sujet puisse être autre chose qu'une insinuation toute théorique d'ailleurs aujourd'hui, et pour longtemps encore... peut-être.

Mais revenons aux conditions habituelles du coït normal. La sécrétion persiste, le liquide est sain; il faut encore, dit M. Roubaud, qu'il soit porté dans le vagin, et projeté sur le col avec une certaine force. Et cette force doit croître en raison de l'exiguïté du pénis, c'est-à-dire du chemin à parcourir par la liqueur fécondante. Nous n'avons pas besoin de faire remarquer que les dispositions inverses se rencontrent chez nos opérés; la force décroît avec la longueur du pénis; le sperme n'est pas lancé; il s'écoule lentement, sans saccades, en bavant, et le plus souvent il ne lui est pas possible de franchir l'espace qui le sépare, le museau de tanche.

« L'utérus, privé du choc de son excitant naturel « le sperme, se soustrait, dit M. Rouhaud, à cette « contractilité du col qui est si favorable à la con- « ception. » Quel désavantage n'est-ce point là? Il est tel qu'il peut à lui seul déterminer la stérilité, à moins que des anomalies particulières, du côté des organes génitaux de la femme, ne viennent, ce qui est rare, compenser cette fâcheuse disposition. Nous voulons parler des prolapsus utérins. Il est clair que ce déplacement peut, en certains cas, rendre le coït efficace. — Mais qui oserait affirmer que le hasard ût jamais assez intelligent, pour unir avec autant de prévoyance deux sujets pathologiques si bien faits l'un pour l'autre?

5° *Troubles de l'état général.*

« De toutes les opérations, dit Lisfranc (1), celle à

(1) Cliniques faites à l'hôpital de la Pitié.

« laquelle le malade répugne le plus est l'amputa-« tion de la verge. Il semble en effet que l'homme « rattache toute sa dignité à l'existence de cet or-« gane. La mélancolie dans laquelle il est plongé par « l'idée seule de cette mutilation est la preuve irré-« fragable de ce que j'avance. Aussi l'ablation de la « verge que la phlébite peut facilement compliquer « est-elle suivie le plus souvent, même après quel-« ques mois, de la mort du sujet. Un fait bien re-« marquable encore, c'est que le chagrin occasionné « par l'opération semble sévir également sur l'homme « adulte et le vieillard. Lorsque les malades survivent, « ils paraissent constamment étrangers aux senti-« ments de reconnaissance que manifeste toujours « un opéré pour son chirurgien, ils le fuient au con-« traire comme l'auteur, comme un témoin fâcheux « de l'espèce d'avilissement auquel ils se croient « voués. »

La plupart des auteurs ont noté la mélancolie qui s'empare quelquefois des opérés. Richerand raconte avoir fait l'amputation de la verge à un individu sur lequel elle avait fort bien réussi. La cicatrisation étant achevée, il était près de sortir de l'hôpital, lorsque sa femme, à laquelle on avait annoncé sa guérison, sans lui dire au prix de quel sacrifice il l'avait obtenue, vint le visiter. Instruite de l'opération, elle entra dans une si violente colère, lui prodigua tant d'injures, et lui fit sentir si amèrement l'étendue de sa perte, qu'atteint d'un chagrin mortel, il fut, dans la nuit même, en proie aux premiers symptômes d'une fièvre ataxique continue, à laquelle il succomba le troisième jour.

« J'observerai, ajoute Richerand, que tous les « hommes qui ont perdu la verge nourrissent, pen« dant la durée du traitement et après la guérison de « la plaie, une mélancolie qui les dispose éminem« ment aux fièvres de mauvais caractère. Les ma« lades auxquels on ampute un membre supportent « gaiement cette mutilation, et leur moral ne reçoit « aucune atteinte. Au contraire, les personnes pri« vées de la verge ne recouvrent jamais leur hilarité; « rien ne peut adoucir l'amertume de leurs regrets. »

Chélius a vu mourir de chagrin un de ces malades, chez lequel l'opération avait fort bien réussi. Vidal parle d'un de ses amputés qui se suicida durant la convalescence.

Nous n'avons pas l'intention de révoquer en doute les appréciations des illustres chirurgiens que nous venons de citer; toutefois, sans contester qu'en bon nombre de cas on ait à compter avec cet état moral, nous ferons remarquer, et c'est ce qui ressort clairement de la discussion de la Société de chirurgie que ces cas sont infiniment plus rares qu'on ne l'a cru jusqu'ici. Le si triste tableau tracé par Lisfranc est, nous ne craignons pas de le dire, d'un pessimisme qui nous paraît ne s'appliquer qu'à un nombre très-restreint de malades, et par bonheur les épouses de nos opérés sont en général plus faciles à consoler que celle dont Richerand déplore l'acrimonie.

Lisfranc part de ces considérations pour créer un procédé d'amputation partielle ; on est tenté de se demander si les lignes qui précèdent n'ont pas été plutôt écrites pour justifier un procédé auquel la pratique n'est guère redevable que d'insuccès. Que la perte du membre viril, constituant une sorte de déchéance, aux yeux de certains opérés, les contriste et les chagrine, le fait n'est pas discutable ; mais que cette tristesse, que ce chagrin subordonnés du reste à mille conditions d'âge, de milieu, de pays, de position, amène dans la plupart des cas la mort du sujet, au plus tard quelques mois après l'opération, c'est là une assertion contre laquelle, au nom de la chirurgie lyonnaise, nous nous inscrivons formellement en faux.

Nous avons interrogé fort longuement à ce sujet Lab***, dont il a été plusieurs fois question. Ce malade a paru assez étonné de nos demandes, et nous a déclaré, sans hésiter, que, pour sa part, il avait, sans la moindre mélancolie, subi la perte de son pénis ; qu'il lui en eût coûté beaucoup plus de sacrifier le plus petit de ses doigts.

Nous avons parcouru nombre d'ouvrages sur le suicide (Brierre de Boismont, Lisle, Louis Bertrand), et nous n'avons pas vu que l'amputation du pénis fût comptée parmi ses causes fréquentes. « On a singulièrement exagéré la fréquence de la monomanie du suicide dans ces cas, a dit M. Deguise à la « Société de chirurgie, car depuis vingt ans que je « suis attaché à la maison de Charenton, je n'ai pas

« vu un seul amputé de la verge entrer dans cet hos-« pice pour cause de mélancolie suicide. » M. Dolbeau dit, de son côté, qu'il n'a vu aucun des malades signalés présenter la moindre tendance à la monomanie du suicide. Enfin, M. Chassaignac pense que, « malgré les remarques qui ont été faites jus-« qu'ici, les malades amputés de la verge ne pré-« sentent aucun phénomène moral de tristesse et « d'abattement qui compromette les résultats de « l'opération. »

Assurément la continence forcée du malade, peut dans la suite au simple titre de continence déterminer des symptômes psychiques. « La licence de nos mœurs » ne permet plus aujourd'hui d'observer que rarement cette variété d'hypochondrie, qui n'en est pas moins fort réelle, que M. Brachet a bien décrite et qui n'avait pas échappé à l'observation de Galien (1).

Mais laissons parler les faits. Est-il besoin de rappeler les exemples si frappants dont fourmille l'histoire? Les prêtres de Cybèle s'arrachaient leurs organes génitaux en se consacrant à cette déesse. L'affranchi de Néron se châtre pour obtenir les bonnes grâces de son maître, et Origène pour ne pas pécher. Et les castrations non moins fréquentes des temps plus rapprochés de nous, qui faisaient de l'office de châtreur une profession si importante! Fa-

(1) « Alii nisi assiduè coeant capitis gravitate molestantur, « cibos fastidiunt, ac febribus obnoxii sunt; quidam torpidi, pi-« grique, nonnulli etiam melancholicborum exemplo præter modum « mæsti ac timidi, cibi etiam tum cupiditate, tum conextione « vitiata. » (De loc. aff., lib. VI, chap. I.)

brice de Hilden parle d'un moine qui feignit d'être hernieux au nombril pour se faire châtrer, et, muni de l'ordre de son prieur, courut se faire opérer par un châtreur très-fameux dans tout le pays, « lequel était fort téméraire à cause de son ignorance « en la théorie de l'art. » Assurément à cette époque l'amputation des organes génitaux n'était pas suivie de la prostration morale dont parle Lisfranc.

Que dire des eunuques de l'Orient? On sait que depuis longtemps la jalousie musulmane est arrivée à un tel degré de férocité, qu'elle exige le retranchement de tous les organes génitaux. Il était intéressant de voir qu'elles modifications psychologiques présentent les malheureux qui sont soumis à ces barbares traitements. Ici l'influence du milieu se fait sentir, les ennuques sont fort honorés en Orient, peuvent aspirer aux premières places de l'empire. « Aussi se montrent-ils le plus souvent, dit M. Godart, « orgueilleux, méchants, curieux, fanatiques, ava- « res ; quelques-uns m'ont affirmé qu'ils ne sont pas « aussi mauvais qu'on l'imagine ; je ne sais, ajoute « l'auteur, mais j'avoue, quant à moi, que j'ai une « triste opinion d'eux. » Quelle que soit du reste cette opinion, il serait difficile de trouver signalée dans ces lignes la prostration morale de Lisfranc, non plus que l'affreuse mélancolie que Montesquieu s'est plu à leur attribuer (1).

Et parmi nous? Moulinié de Bordeaux dit en rap-

(1) Temple de Gnide, chant troisième. Œuvres de Montesquieu, tome III. Amsterdam, MDCCLVIII.

portant l'observation déjà citée de Michel Pommier. « Ce malade d'un caractère très-jovial, était enchanté « de sa position nouvelle, et ne cessa, pendant tout « le temps que dura sa maladie d'en plaisanter fort « gaiement. »

Qu'on ne se méprenne point cependant sur ce que nous voulons dire ; nous ne sommes pas absolu dans la négation, il est juste, croyons-nous, d'admettre quelques restrictions. Les voici : il a été question, déjà des conséquences organiques et fonctionnelles de l'amputation du pénis ; la dysurie compte parmi les plus fréquentes. Qu'on n'aille pas chercher plus loin la cause déterminante des hypochondries consécutives ! Qui ne sait avec quelle fréquence les affections des organes urinaires s'accompagnent de ce symptôme. Les médecins sont quotidiennement obsédés par des hommes que les affections chroniques de l'uréthre et de la vessie jettent dans des inquiétudes poignantes. Celui-ci a surpris le matin un écoulement blanchâtre, tel autre est affecté de rétrécissement, l'émission de l'urine est douloureuse, lente, saccadée, modifiée de mille façons, c'est pour lui un tourment de tous les jours, de toutes les heures. Il se plaint que la vie lui est à charge au prix de telles souffrances, et ne craint pas de dire que son existence est empoisonnée.

Si les autres hommes sont à ce point affectés, pourquoi n'en serait-il pas de même chez nos pauvres mutilés ? C'est en effet ce qui arrive ; beaucoup

BIBLIOTHÈQUE NATIONALE R.F.

font bon marché de leur virilité, et, semblables au malade de Ravaton (observation XLIII)) se consolent de la perte de leur verge par le bonheur qu'ils ont de sauver leur vie. Non moins philosophes, mais plus pratiques, d'autres savent mettre à profit l'occasion pour satisfaire sans partage une passion favorite, et, suivant la pittoresque expression d'un malade opéré par M. Valette, « se rattrapent sur la bouteille. » Mais les troubles de la fonction urinaire les éprouvent, tout comme les autres hommes et, c'est là, croyons-nous, qu'il faut chercher les causes de la mélancolie dont ils sont quelquefois atteints.

OBSERVATIONS

OBSERVATION I. — Amputation volontaire de la verge. — Délir nerveux. — Tentative de suicide. — Guérison.

Antoine A., entre le 27 mai 18.. dans le service de M. Desgranges.

Désespéré d'avoir contracté après un premier tort infidèle une très-nombreuse suite de chancres de la verge, il s'est armé de son razoir et d'un seul coup a tranché l'organe à 2 centimètres de la racine. Une hémorrhagie d'abord assez forte s'en est suivie, puis s'est arrêtée presque d'elle-même. A son entrée dans le service on voit la plaie parfaitement régulière, rouge de bon aspect. On voit en outre sur la partie latérale du cou une plaie faite par le razoir lancé de bas en haut après la section de la verge. Pansement simple.

Le 30. Pendant la nuit le malade au désespoir se brise une fiole sur la tête. Il vocifère pendant toute la nuit.

1er juin. Ce matin le malade saisit le vase qui contenait sa limonade, le brise sur son front et frappe à coups redoublés sur sa tête. Une hémorrhagie considérable se produit. On rase la tête, on fait cinq ligatures sur une vingtaine de plaies anguleuses, l'on applique un pansement simple. La plaie de la verge continue à évoluer très-régulièrement. Elle est du meilleur aspect. Les jours suivants l'agitation est moindre. L'état local excellent. 3 pilules d'extrait thébaïque.

Le 7. Nouvelle tentative de suicide. On l'a arrêté assez à temps. 3 pilules d'extrait thébaïque.

Le 8. Délire nerveux très-accentué, 4 pilules avec extrait thébaïque. Extrait valériane 0,05.

Le 9. Transporté au cachot; le délire continue. On continue d'administrer 4 pilules d'extrait thébaïque.

Le 10. Présente une conjonctivite très-intense. Collyre, alun et belladone.

Le 11. Commencement d'érysipèle. La fureur est un peu calmée. Potion au sirop de valériane 30 gr. Teinture de musc 2 gr.

Le 12. L'érysipèle a envahi le cuir chevelu au niveau de la plaie qui présente une tuméfaction considérable de ses bords. Le délire paraît céder de plus en plus. La plaie de la verge est en excellente voie; couverte de bourgeons charnus d'un bel aspect.

Le 13. L'érysipèle s'est encore étendue sur les côtés de la tête. Néanmoins le délire disparaît.

Le 14, 15, 16, 17. Les progrès de l'érysipèle sont arrêtés. La tuméfaction des parties persiste.

18, 19. Plus d'érysipèle. La plaie de la tête se remet à bourgeonner.

Le 20, 21, etc. L'état général et l'état local sont très-bons. La cicatrisation du moignon du pénis est achevée.

Le 30. Exeat.

Antoine A., sort de l'hôpital. La miction se fait aisément et avec un jet assez considérable. Pendant toute la durée de la maladie elle s'est du reste régulièrement accomplie, sans que l'on ait jamais été obligé de se servir de sonde. La cicatrisation paraît avoir diminué encore la partie restante de la verge, qui semble avoir été sectionnée au niveau du pubis.

Observation II. — Cancroïde de la verge. — Amputation au fer rouge. — Guérison.

Jean Cord., âgé de 64 ans, entre le 4 mai 18.. dans le service de M. Desgranges chirurgien de l'Hôtel-Dieu. Dans sa jeunesse il fut atteint de nombreuses maladies vénériennes, eut des chancres et des accidents secondaires. Il y a douze ans, il ressentit de vives démangeaisons à la surface du gland, sur laquelle il vit survenir un petit bouton qui dégénéra rapidement en un énorme cancroïde. Il a envahi bientôt la moitié de la verge, sans amener de vives douleurs. Actuellement la tumeur présente le volume d'un œuf d'oie très-irrégulière, inégale, ayant détruit tout le gland, et envahi les corps caverneux très-vasculaire, indolente à la pres sion, ulcéreuse en certains points, d'aspect papillaire en d'autres. Détritus sanieux ; bords saillants très-congestionnés ; peau de la verge, amincie, non ulcérée, mais rouge et enflammée ; les corps caverneux sont fortement indurés ; le méat perdu à la partie inférieure ; ganglions inguinaux indurés ; état général débilité.

11 mai. *Opération.* La dégénérescence est pédiculisée à l'aide de l'entérotome, puis la verge sectionnée au fer rouge, le fond de la plaie est labouré avec des fers olivaires. L'opération a duré une demi-heure.

Le 12. Pouls plein et fréquent, peau chaude, moite, langue rouge et sèche, soif modérée. Quelques phlyctènes sur le scrotum. Le malade a uriné deux fois sans difficulté.

Le 14. Pas de fièvre, pas de douleur. Miction facile. Pendant les jours qui suivent, rien de particulier à noter dans l'état très-régulier et aussi satisfaisant que possible de ce malade. Pas d'hémorrhagie. Pas de difficulté dans la miction.

4 juin. Plaie de bon aspect, couverte de granulations très-vasculaires, d'excellent aspect. La surface de la plaie mesure 4 à 5 centimètres de longueur sur 2 de large.

Exeat.

Observation III. — Cancroïde de la verge. — Amputation au fer rouge. — Guérison. — Service de M. Desgranges.

Bay..., âgé de 45 ans, est entré le 8 juin 18... Pas d'antécédents vénériens.

Il y a quatre ans, survint sur le gland une petite ulcération qui, par son accroissement depuis cette époque, a fini par envahir tout le gland. Il y a un an et demi, la peau du prépuce fut envahie par le néoplasme et s'ulcéra. Dès lors notre malade resta en phimosis. Actuellement, l'orifice du prépuce limité par une ulcération en couronne, est fort rétréci. Sur le gland est implantée une tumeur aussi volumineuse que lui à peu près et d'une extrême dureté. Douleurs vives à la pression. Pas d'engorgement ganglionnaire. Santé générale excellente, digestion très-bonne.

13 juin. *Opération.* On commence par faire une section longitudinale du prépuce pour observer complètement la base d'implantation. Comme le gland tout entier paraît atteint, on saisit la verge et on la comprime entre les mors de l'instrument de Dupuytren. Puis on sectionne la verge dans toute son épaisseur avec un fer rouge cultellaire, en ayant soin d'aller fort lentement. Pas de ligature.

Le 14. Le malade a uriné après quelques efforts pour chasser l'eschare. Pas de fièvre. Pas de douleurs.

Le 16. Gonflement modéré, miction facile.

Le 17. L'eschare semble se détacher sur les bords. La peau du prépuce est brune et tuméfiée.

Le 19. Le gonflement a fort diminué.

1er mars. L'eschare est complètement détachée. Pus bien lié. Etat excellent.

Le 5. Le travail de cicatrisation se fait activement sur les bords. Pas de gonflement. Les corps caverneux sont souples.

Le 22. Cicatrice périphérique de 1 centimètre dans tout le pourtour de la plaie. Le canal de l'urèthre est béant à la surface.

6 août. Il ne reste plus qu'un demi centimètre non cicatrisé. Cette surface est couverte de petits bourgeons du meilleur aspect. La cicatrice et les corps caverneux sont souples. Exeat.

Description de la tumeur. La tumeur est formée par une aggrégation de petites papilles adossées les unes aux autres et formant par leur réunion une surface grenue. Réunies par leur base, séparées à leur sommet, elles empiètent les unes sur les autres. La surface externe du prépuce est parfaitement saine. Quant au gland il paraît atrophié, il est très-dur et crie sous le scalpel. Au microscope se voient des masses épithéliales formées de cellules fortement nucléolées avec bon nombre de globes épidermiques. Le gland est envahi par du tissu fibreux et élastique.

OBSERVATION IV. — Cancroïde de la verge. — Amputation au fer rouge. — Guérison.

Antoine Ep..., 77 ans, entre le 7 avril 18.. à la salle Saint-Philippe, dans le service de M. Desgranges. La tumeur que porte ce malade à la verge date d'un an environ; elle a débuté par un petit bouton qui s'ulcéra en occasionnant de vives douleurs. Voici l'état actuel. :

1° Prépuce rouge, induré, gonflé, ulcération à sa base, saignant facilement.

2° Gland entouré par une ulcération anfractueuse, mamelonnée, présentant 5 centimètres d'étendue environ.

3° Le filet existe encore, l'ulcération s'étend jusqu'à lui de chaque côté; à sa droite existe une ulcération plus marquée que dans le reste de la tumeur.

4° Le méat urinaire est très-petit, il paraît sain., la miction n'est pas compromise.

5° Pas d'adénite. Etat général légèrement déprimé.

Le 15. *Opération*. La verge est maintenue fixe à l'aide d'une pincè à longues branches puis sectionnée vers son tiers postérieur à l'aide de fers rouges cultellaires. Six fers y sont éteints. Pas d'hémorrhagie. Pas de ligature.

Le 16. Légère douleur pendant la nuit. Miction facile.

Le 17. On enlève l'appareil, bon aspect de la plaie qui est encore couverte d'une couche noire charbonneuse; le canal est facile à voir, béant.

Le 22. L'eschare est tombée et a mis à découvert une plaie de bonne nature couverte de bourgeons charnus.

Le 29. L'émission de l'urine se fait sans douleurs. La plaie est presque entièrement cicatrisée ; l'état général aussi bon que possible.

Le 30. Exeat.

Description de la tumeur. — Ulcère irrégulier, anfractueux, à bords indurés. La dégénérescence a pour siége : 1° le gland ; 2° l'enveloppe des corps caverneux, elle ne porte atteinte au tissu érectile que dans les couches les plus voisines du mal. Cette dégénérescence est homogène, blanchâtre, dense, fibroïde. Vascularisation en apparence nulle. Pas de suc à sa pression. Résistance des tissus à toute manœuvre tendant à les dissocier. Au microscope, la tumeur est consistituée par des cellules épithéliales, ovales, régulières, très-fortement nucléolées.

Observation V. — Cancroïde de la verge. — Amputation par le fer rouge. — Guérison. — Service de M. le professeur Desgranges.

Victor Tird.., âgé de 54 ans, entre le 3 juillet 18.... Il y a un an que ce malade s'aperçut qu'il portait sur la face dorsale du gland une petite ulcération supportée par une base indurée. Elle envahit rapidement la plus grande surface du gland.

Aujourd'hui le malade est habituellement en phimosis, cependant le gland peut être découvert. On observe alors une vaste surface ulcérée commençant à 4 ou 5 millimètres environ de la commissure snpérieure du méat et de forme ovalaire s'étendant jusqu'au sillon balano-préputial qu'elle franchit pour aller envahir le prépuce. Aspect bourgeonnant, papillaire, couleur gris rosé, pas de croûtes à la surface ; il s'en écoule une sanie jaunâtre d'odeur pénétrante et empesant le linge.

La base de cette tumeur est extrêmement dure et comprend le gland tout entier. Le méat est dans sa position normale, la miction s'exécute facilement. Les érections sont encore possibles, non douloureuses ; bonne constitution, digestion facile, tempérament sanguin.

6 juillet. Ethérisation préalable. Sur la limite de l'indura-

tion, on place une pince à longues branches que l'on comprime avec force, section au moyen de fers cultellaires chauffés au rouge brun. On coupe fort lentement; l'opération se termine sans qu'il se soit écoulé une seule goutte de sang. On dégage aisément, au moyen d'un stylet, l'orifice du méat.

Le 7. Nuit tranquille. Pas de fièvre, pas d'agitation. Micion facile.

Le 8. Gonflement modéré des parties. Fièvre, langue blanche, peau chaude.

Le 11. L'eschare commence à se détacher, sur les bords elle est humide.

Le 12. Le malade a pris une indigestion. Fièvre très-intense, grande agitation, syncope.

Le 15. Chute de toute l'eschare, surface couverte de bourgeons. Suppuration modérée de bonne nature.

Le 17. La cicatrisation est en bonne voie et s'agrandit de jour en jour sur les bords.

Le 22. Le malade va fort bien. On lui permet une promenade.

Le 28. La plaie est presque intièrement recouverte par la cicatrice. Pas d'induration dans les corps caverneux.

Description de la tumeur. — 1° A l'œil nu, le néoplasme a plus de 6 millimètres en profondeur; son aspect du reste est, à la coupe, granuleux comme à la surface, et l'on peut facilement en retirer de petits grains constitués par des amas de cellules épithéliales. L'extrémité des corps caverneux présente une altération assez limitée, constituée par la présence d'un tissu blanc non fibrineux qui se continue insensiblement avec le néoplasme.

Au microscope, nous trouvons un amas de lobules volumineux, ils sont remplis d'épithélium nucléaire à grosses cellules. On trouve, en outre, quelques corps fusiformes d'un volume considérable. Dans l'épasseur du tissu érectile altéré, le tissu fibreux qui le compose se trouve lâchement uni, infiltré de jeunes cellules.

Observation VI. — Cancroïde de la verge. — Amputatiun au fer rouge. — Guérison. — Service de M. le professeur Desgranges.

Christophe Lap....., âgé de 52 ans, entre le 17 mai 18..... dans la salle Saint-Louis.

Début de l'affection actuelle il y a trois ans. Après une gonflement du gland et du prépuce parut une ulcération à base très-fortement indurée.

Actuellement.— Les deux tiers antérieurs de la verge sont envahis par la tumeur. Le prépuce intimement uni au gland est induré en toute son étendue, ulcéré en certains points le gland tout entier est couvert d'ulcérations, surtout à gauche où se trouve une excavation assez profonde à fond irrégulier, bosselée, laissant écouler un liquide puriforme assez abòndant. Le méat est dévié à droite. La peau est rouge, très-enflammée, adhérente aux tissus profonds. La miction douloureuse. Pas d'adénites. Etat général mauvais.

Le 26. La verge étant maintenue en place, et serrée entre les deux branches d'une pince particulière, en forme de traquenard, est sectionnée en son tiers inférieur au moyen du fer rouge. Pas d'hémorrhagies. Pas de ligatures.

Le 27. Rougeur intense. Pas de douleur. Pas de fièvre. Miction facile.

Le 28. Bon aspect de la plaie. Pas de suppuration.

Le 31. Commencement de suppuration.

2 juin. La plaie suppure peu. L'état général continue à s'améliorer de plus en plus.

Le 18. Guérison complète. Exeat.

Description de la tumeur.— Elle a envahi toute l'extrémité de la verge, comprenant le prépuce, la plus grande partie du gland, une petite portion du corps caverneux du côté gauche. Sur les limites de la lésion s'étend une zone fort indurée et très-vasculaire. La muqueuse uréthrale est envahie vers l'extrémité de l'urèthre.

Les tissus malades se présentent sous deux formes différentes : 1° sur quelques points, surtout au niveau du gland une couche blanchâtre dont la forme et la structure sont mal délimitées pénètre dans l'épaisseur des tissus, et est constituée par une matière pulpeuse s'écrasant facilement. Cette matière se trouve dans l'épaisseur des tissus au niveau de la portion inférieure du gland, dans le corps caverneux gauche, mais là, elle est emprisonnée par une trame fibreuse qui supporte les vaisseaux ; 2° sur la perphérie du gland, et dans l'espace balano-préputial on trouve un tissu rosé, granuleux, grossièrement lobulé en quelques points et d'apparence glandulaire.

Micrographie. — Lobules nombreux contenant à leur intérieur de l'épithélium nucléaire fortement granuleux avec de larges cellules pavimenteuses, capillaires nombreux et flexueux.

Observation VII. — Cancroïde de la verge. — Amputation au fer rouge. — Guérison incertaine ? — Service de M. Desgranges.

Pierre Brat... entre le 25 juin 18.. dans la salle Saint..... Il est âgé de 38 ans, charpentier.

La maladie a commencé il y a six mois par un petit bouton situé dans le sillon balano-préputial, à la partie dorsale de la verge. Une ulcération parut à cette place au bout de quelque temps, occasionnant un violent prurit, puis au fond de la plaie s'est développée une petite végétation d'un rouge vif, qui peu à peu s'est accrue et a envahi les parties voisines. Elle a été cautérisée à trois reprises différentes avec la pâte de chlorure de zinc ; la dernière cautérisation remonte à trois ou quatre mois. Le mal s'est étendu peu à peu depuis cette époque à la partie dorsale de l'organe, et depuis quinze jours la peau a contracté des adhérences.

Actuellement. — Tumeur assez volumineuse, irrégulière, formée de lobules disticts au nombre de 5 ou 6, occupant surtout la région dorsale de la verge et laissant entre eux des sillons très-profonds. Le gland est en partie recouvert, mais presque complètement intact, ainsi que le méat urinaire. A la région dorsale l'altération s'étend très-loin. La peau de la verge en ces points est prise dans toute sa partie antérieure ; par sa face profonde la tumeur est très-adhérente aux corps caverneux. Pas d'engorgement ganglionnaire. Pas de douleur si ce n'est au début de la maladie. La miction est parfaitement conservée, la copulation depuis longtemps impossible. Le malade est déprimé. L'appétit a presque disparu ; il a maigri beaucoup depuis quelque temps.

1er juillet. Constriction de la verge par l'entérotome de Dupuytren. Section en avant de l'instrument lentement à l'aide du fer rouge. Pas de ligature. Pas d'hémorrhagie.

Le 2. Sommeil. Pouls normal. Langue blanchâtre. Miction facile.

Le 3. Suppuration commençante. Pas de douleur. Miction facile, non douloureuse.

Le 5. Chute de l'eschare. Plaie régulière d'un rouge vermeil. Suppuration modérée.

Le 8. Plaie toujours d'un très-bon aspect. Bon état général.

Le 15. Frissons violents suivis de chaleur et de transpiration, abattement, faciès altéré, peau chaude sudorale.

Le 16. Nouveaux frissons, sueurs profuses, fétides, faciès ictérique, plaie blafarde.

Le 17. Pas de frissons. Transpiration modérée.

Le 20. Exeat.

Dcscription de la tumeur.— Cancroïde volumineux, irrégulier, bosselé, implanté sur la verge, surtout à la région dorsale, laissant à la partie antérieure le gland libre à peu près complétement, s'étendant en arrière jusqu'au quart postérieur de la verge. Diamètres : transverse, 6 cent., vertical, 7 cent., surface inégale, bosselée, lobulation. Elle est ulcérée, bourgeonnante, sanieuse, recouverte çà et là, de concrétions lamellaires noirâtres formées par du pus désséché. Le tissu caverneux paraît altéré, en certains points il est moins dense, moins vasculaire qu'à l'état normal. La tunique caverneuse est altérée, envahie par une sorte de tissu jaunâtre de quelques millimètres d'épaisseur, qui plonge dans le tissu aréolaire par des tractus jaunâtres.

C'est surtout le prépuce et le fourreau que la dégénérescence a envahis à la région dorsale. Elle est disposée par couches épaisses de 15 millimètres, mesurant d'avant en arrière 6 centimètres environ. Texture papillaire très-prononcée ; vascularisation assez abondante. Pas de suc à la pression. *Au microscope* la tumeur est constituée par des cellules épithéliales de forme et de volume très divers ; sur les limites de la lésion on trouve perdues dans le tissu fibreux des jeunes cellules.

Observation VIII. — Cancroïde de la verge. — Amputation au fer rouge. — Indigestion. — Pyhémie.

Antoine G..., âgé de 58 ans, entre le 1er janvier 18.. dans le service de M. Desgranges, chirurgien en chef de l'Hôtel-Dieu (de Lyon).

Il y a deux ans, ce malade vit se developper à l'extrémité du gland un petit bouton qui s'ulcéra presque aussitôt et dégénéra en une tumeur qui fut enlevée il y a un an. La récidive ne se fit pas attendre. Actuellement la tumeur est du volume d'une petite pomme, occupant l'extrémité antérieure et supérieure du gland, irrégulièrement arrondie, inégale, bosselée, couverte à sa surface de détritus putrilagineux et d'une sanie fetide. Cette tumeur est de consistance moyenne, non douloureuse à la pression, mais la nuit elle est le siége de douleurs lancinantes. Le méat fort rétréci occupe la partie inférieure du gland dans une portion qui n'est pas altérée. Adénite monoganglionnaire bilatérale. Etat genéral bon.

Le 7. La tumeur est isolée à l'aide d'un entérotome, puis la verge est sectionnée par le fer rouge. Ligature d'une artériole. Pas d'hémorrhagie. Aucune sonde placée temporairement ni à demeure.

Le 8. Fièvre très-modérée, langue rouge, peu de douleurs. La verge s'est rétractée légèrement vers le pubis. Miction normale.

Le 10. Douleurs assez vives, fièvre moins forte. Nuit bonne. Miction normale.

Le 11. L'eschare commence à se détacher. Bon état de la plaie.

Le 12. Pas de douleurs, pas de fièvre, sommeil. Etat local et état général excellents.

Le 17. Le malade a eu hier une indigestion, ce matin œil hagard, faciès décomposé, fièvre assez forte, langue sèche, rouge, inappétence, soif, constipation.

Le 18. Suppuration jaunâtre d'odeur fade. Les bourgeons de la plaie ont une teinte blafarde spéciale.

Le 19. Fièvre assez forte, peau chaude, soif, langue très-sèche, inappétence, sommeil.

Le 20. Pouls précipité, respiration anxieuse, frisson, langue sèche, inappétence.

Le 21. Agonie.

Le 22. Mort.

Autopsie. Abcès métastatiques dans les deux poumons mais surtout à la base du gauche, dans la rate, les reins, rien au foie ; épanchements purulents dans la cavité pleurale droite, suppuration des corps caverneux.

Description de la tumeur.—Tumeur plus étendue en surface qu'en profondeur implantée sur le gland et le quart antérieure de la verge, à l'œil nu de structure papillaire soit extérieurement, soit intérieurement. La vascularisation est très-prononcée. Pas de suc.

Observation IX. — Cancroïde de la verge. — Amputation au fer rouge. — Atrésie consécutive du méat. — Fausses routes.

Comp..., âgé de 45 ans, entre le 13 janvier 18... dans le service de M. Dron, chirurgien en chef de l'Antiquaille.

Depuis deux ans, ce malade éprouvait une douleur assez vive dans le gland qui était dur et violacé. Il y a deux mois il se produisit une ulcération. Cette ulcération est large, anfractueuse, à fond grisâtre. On peut voir autour du méat trois petites fistules urinaires. Le gland présente une couleur violacée très-accentuée et une dureté remarquable qui s'étend à la partie antérieure des corps caverneux. Lymphite indurée volumineuse du dos de la verge. Adénopathie biinguinale et polyganglionnaire. Une exploration attentive de la bouche et de l'anus ne fait découvrir aucune manifestation syphilitique. Du reste, Comp... est marié, habite la campagne et affirme n'avoir jamais eu de rapports qu'avec sa femme depuis plus de vingt ans.

Le 21 janvier, Comp... est opéré. La peau étant également tirée de chaque côté, on pratique l'amputation avec le fer rouge. Plusieurs cautères cultellaires sont éteints successivement. L'opération dure près d'une heure. Pas une goutte de sang ne s'est écoulée.

Le 22. Nuit très-bonne, miction facile, sommeil tranquille. Pas de douleurs.

Le 23 Même état. Pouls bon, miction facile.

Le 27. Le malade, malgré les observations du chef de service demande son exeat.

3 juillet. Comp.. rentre dans nos salles. Pendant les premiers temps qui suivirent son départ, il se trouva bien ; les fonctions s'accomplissaient régulièrement. Il nous avoue que ses désirs vénériens sont tout aussi puissants qu'avant son opération, et que, couchant avec sa femme, il fait ce qu'il peut pour les satisfaire avec les restes imperceptibles de son organe viril. Mais, privé de surveillance, livré à ses propres inspirations, il n'a pu parer à un accident fort grave qui l'amène. Il a vu son méat se rétrécir de plus en plus. Il eut alors l'dée de faire usage d'une sonde, mais il n'avait pas tardé à pratiquer une fausse route. A son entrée la miction était devenue fort difficile sinon impossible. Comp... accroupi, appuyé contre son lit, faisait pendant près d'une demi-heure les efforts les plus violents au prix desquels on voyait le liquide filtrer goutte à goutte, trouble et fétide. Cette triste complication avait assombri singulièrement les idées de notre malade qui présentait réellement un certain degré de mélancolie.

Le cathétérisme est essayé à plusieurs reprises, mais vainement. Il est impossible de parvenir jusqu'à la vessie. La sonde va s'égarer sous le pubis au milieu de résistances assez grandes.

Le 16. M. Dron se détermine à aller à la recherche du vrai canal. Ethérisation préalable. Une incision est pratiquée à partir du méat vers la partie inférieure. Au bout de quelques minutes, on retrouve intacte la muqueuse du vrai canal. Une sonde introduite pénètre sans le moindre effort dans la vessie qui se vide aisément. Le vrai canal est situé beaucoup au-dessous de la fausse route. Les lèvres en sont immédiatement écartées et suturées, en forme d'entonnoir, à la peau du scrotum qui a été divisé dans sa partie supérieure. Dès lors le méat présente une très-large ouverture.

Les 18 et 19. Excellent état général et état local. Le malade est sondé chaque fois qu'il éprouve le besoin d'uriner. Le cathétérisme se fait avec la plus grande facilité.

Le 21. Les points de suture sont enlevés. Etat très-satisfaisant.

13 août. Exeat. Comp... urine très-facilement et sort complètement guéri de son rétrécissement et de sa mélancolie.

Obseraation X. — Cancroïde de la verge. — Amputation au fer rouge. — Rétrécissement consécutif du méat. — Douleurs vives de miction. — Congestion pulmonaire.

Il nous est malheureusement impossible de donner cette observation d'une façon complète; nous n'avons pu observer le malade, ni au début ni à la fin du traitement.

Pierre Lab..., âgé de 67 ans, né à Auch, agent d'affaires, entre en février 187., dans le service de M. Dron, chirurgien major de l'hospice de l'Antiquaille qui lui pratique l'amputation de la verge par le fer rouge. L'opération a lieu le 6 février, et l'on pratique à la partie inférieure du canal une incision de peu d'étendue. Le malade, neuf jours après l'opération, malgré les représentations du chef de service, exige sa sortie. Lab... ne s'occupa plus de sa maladie.

Il avait repris ses affaires et sans la moindre tristesse; heureux d'être débarrassé de son cancer au prix d'un aussi mince sacrifice que celui de son pénis.

Il nous affirma à plusieurs reprises que cette perte ne lui causait aucun chagrin, qu'il la préférait de beaucoup à celle du plus petit de ses doigts, et qu'ayant dans sa jeunesse usé beaucoup de son pénis il se souciait fort peu de s'en servir encore. Du reste, pendant quelque temps la miction s'accomplissait très-bien.

Cependant un rétrécissement se formait peu à peu. Vers la fin d'avril il s'accentuait. Il se livra dés lors à plusieurs empiriques qui passèrent des sondes, administrèrent des tisanes, mais sans pouvoir lui procurer de soulagement. En septembre, la miction était devenue assez douloureuse pour nécessiter des efforts violents qui ne tardèrent pas à amener une congestion pulmonaire des plus caractérisées. Pendant les efforts on remarquait un gonflement considérable de ce qui restait de verge. La station debout était préférée.

Lab... rentra à cette époque à l'Hôtel-Dieu, où on lui pratiqua une trés-étendue incision à la partie inférieure du canal. Il sortit guéri.

TABLE DES MATIÈRES.

BIBLIOTHÈQUE NATIONALE R.F. IMPRIMÉS

Paris. A. PARENT, imprimeur de la Faculté de Médecine, rue Mr-le-Prince, 31.

www.ingramcontent.com/pod-product-compliance
Ingram Content Group UK Ltd.
Pitfield, Milton Keynes, MK11 3LW, UK
UKHW022117190726
13855UKWH00003B/909